Kate Hall

Weight Loss Yoga

Kate Hall

Weight Loss Yoga

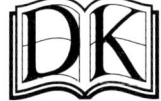

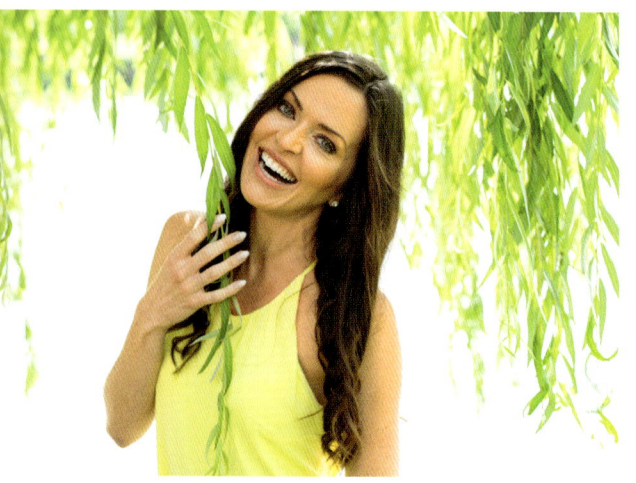

Mein Name ist Kate Hall und ich bin seit vielen Jahren leidenschaftliche Yoga-Lehrerin und Fitness-Trainerin. In den vergangenen Jahren habe ich unter anderem mit zahlreichen Veröffentlichungen zu Yoga-, Fitness- und Ernährungsthemen tausenden Menschen geholfen, ein gesundes, vitales Leben zu führen und erfolgreich ihre Figur in Wunschform zu bringen.

Zudem arbeite ich als Sängerin, Vocal-Coach und Moderatorin und bin seit über zehn Jahren regelmäßig im deutschen, österreichischen und dänischen Fernsehen zu sehen. Zusammen mit meinem Mann, Detlef Soost, und unserer Tochter wohne ich in Berlin.

Auch ich selber war nicht immer kerngesund und fit und kenne das Gefühl, mit dem eigenen Körper unzufrieden zu sein, sehr gut. Meine ganz persönliche Reise Richtung Gesundheit und innerer Zufriedenheit fing vor vielen Jahren an, als ich alles andere als gesund lebte.

Am Anfang habe ich Yoga nicht besonders gemocht. Als ich meine erste Yoga-Übung machte, lagen meine Hände nicht auf dem Boden, wo sie hätten sein sollen, sondern baumelten irgendwo in Kniehöhe. Ich war steif, ungelenkig und hätte am liebsten sofort den Raum verlassen. Aber 60 Minuten später — bei der Endentspannung — spürte ich, dass sich etwas verändert hatte: Seelisch. Körperlich. Mental. Und deshalb kam ich wieder.

Ich freue mich sehr darüber, mein Wissen nun in meinem ersten Buch, in dem es ausschließlich um Yoga und Abnehmen geht, weiterzugeben. Dieses Buch ist eine Herzensangelegenheit für mich. Mein Ziel ist es, dein Leben »leichter« zu machen.

Yoga hat mir geholfen, meinen Körper (wieder) zu finden, ihn anzunehmen und zu lieben — und ich hoffe sehr, dass ich dir dabei helfen kann, das Gleiche zu erreichen.

Also, lass uns beginnen …

Inhalt

Vorwort

Liebe Leserin, lieber Leser,

ich freue mich wirklich sehr, dass du gerade dieses Buch in deinen Händen hältst. Denn das zeigt mir und auch dir, dass deine Gesundheit und dein körperliches und mentales Wohl dir am Herzen liegen.

Yoga stammt ursprünglich aus Indien und bedeutet übersetzt so viel wie »binden« oder »vereinen«. Ich persönlich mag diese Übersetzung sehr, da sie den Kern, das Wesentliche von Yoga ausdrückt: Es verbindet deinen Körper, deinen Geist und deine Seele.

> »Der größte Reichtum ist deine Gesundheit.«

Ich möchte dir kurz erzählen, was Yoga für mich tut. Es erdet mich, es bringt mich zu mir selber zurück. Und wenn ich bei mir selber bin, dann treffe ich bewusstere und dadurch auch bessere Entscheidungen für mich, weil mein Wohlbefinden und ich als Person mir wichtig sind. Wenn ich zentriert bin, achte ich viel mehr darauf, mit was ich meinen Körper nähre – sowohl physisch als auch psychisch. Ich nehme mir Zeit für mich – und das, ohne ein schlechtes Gewissen zu haben!

Eigentlich ist es so etwas wie eine wunderbare, positive Spirale: Wenn du dich gesund ernährst und regelmäßig bewegst, dann werden dein Körper und deine Seele stärker – und wenn beide stärker sind, fällt es dir wiederum viel leichter, bewusster und gesünder zu leben.

Wenn auch du deinen Körper und deinen Geist miteinander in Einklang bringen und gleichzeitig deinen Körper straffen und Gewicht verlieren möchtest, dann ist Yoga auch für dich perfekt geeignet.

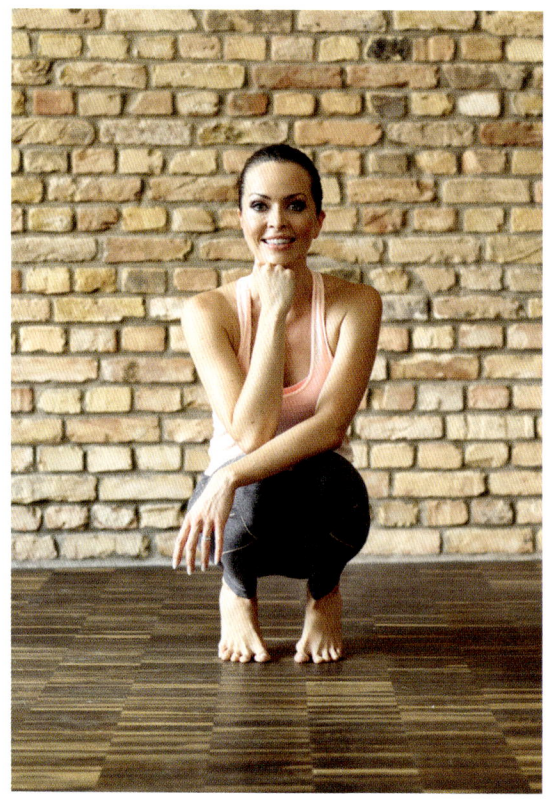

Bevor es losgeht, möchte ich kurz erklären, was dieses Buch dir bietet. Inhaltlich deckt es drei große Themenbereiche ab: Yoga und Abnehmen, Yoga und Ernährung sowie Yoga in Verbindung mit Meditation, Motivation und Selbstliebe.

Den Hauptbestandteil bilden verschiedene Asana-Sequenzen, die alle den Abnehmprozess unterstützen und von denen sich jede auf einen speziellen Schwerpunkt fokussiert. Zudem bekommst du entspannende Meditationen, wichtige Denkanstöße und leckere Lieblingsrezepte von mir. Und das alles, um die Kraft wirklicher Gesundheit und Leichtigkeit, echter Energie und wahrer innerer Zufriedenheit zu spüren. Das Buch wird dir zeigen, wie du dich von

> »Gehe sorgsam mit deinem Körper um. Er ist der einzige Ort, in dem du leben musst.«

ungesunden Nahrungsmitteln leicht löst und dich durch eine natürliche leckere Ernährung, Yoga und Meditation von überflüssigen Pfunden befreist. Studien haben gezeigt, dass Menschen, die regelmäßig Yoga praktizieren, weniger und langsamer essen und sich bewusster und gesünder ernähren.

Denn jeder Mensch verdient Glück, Freude und Gesundheit. Jeder von uns hat das Bedürfnis, sich gut zu fühlen – du genauso wie ich.

Außerdem möchte ich dir dabei helfen, die wichtigen Zusammenhänge zwischen Ernährung, Bewegung, Gedanken und Wohlbefinden zu erkennen und für dich und deine Gesundheit zu nutzen.

Leider neigen wir Menschen dazu, immer wieder die Verhaltensweisen zu wiederholen, die wir am längsten und besten kennen, weil wir uns damit sicher fühlen – auch wenn sie uns nicht glücklich machen. Daher beginnt jede nachhaltige Veränderung in dir selber, mit der Hilfe von ein wenig Disziplin und dem liebevollen Umgang mit deinem Körper. Yoga bietet hierfür eine wundervolle Möglichkeit.

Einfache, positive und tägliche Rituale können dir dabei helfen, positive Veränderungen in deinem Leben und an deinem Körper anzustoßen – und Yoga kann ein solches Ritual für dich sein.

Es freut mich, dich auf deinem Weg zu einem gesünderen Ich und zu einem besseren Körpergefühl begleiten zu dürfen.

Deine

Kate Hall

Die Kraft deines Körpers

Bevor wir beide gemeinsam unsere Weight-Loss-Yoga-Reise starten, solltest du dir der Kraft bewusst werden, die du durch deinen Körper hast.

Dein Herz schlägt 100 000-mal pro Tag und pumpt 7 000 Liter Blut durch ein 100 000 Kilometer langes Netzwerk von Blutgefäßen.

Deine Augen können 10 000 000 Farbtöne voneinander unterscheiden, deine Muskeln eine Zugkraft von 25 Tonnen aufbringen, deine Geruchsnerven 10 000 verschiedene Gerüche wahrnehmen und deine über 200 Knochen lassen sich in nahezu jede Richtung bewegen.

Alles das ist vereint in einem Körper – in deinem Körper –, der zu etwa 60 Prozent aus Wasser besteht und von dem rund anderthalb Kilogramm schweren Gehirn gesteuert wird. Trotz der enorm schnellen technischen Weiterentwicklung heute ist das menschliche Gehirn immer noch leistungsfähiger als der leistungsfähigste Computer.

Du siehst also, dass du von Geburt an mit einem unglaublichen Geschenk ausgestattet bist: deinem Körper und deinem Geist. Wenn beides richtig funktioniert, kannst du damit in deinem Leben alles erreichen, was du möchtest. Alles. Anstatt unseren Körper für das zu kritisieren, was er nicht kann, sollten wir ihn lieben für das, was er kann.

Die Kraft der Selbstliebe

Ein schöner und gesunder Körper beginnt immer mit der Liebe zu dir selber – mit deiner Fähigkeit, dich selber anzuerkennen und anzunehmen, so wie du bist. Wenn du nicht weißt, wie du Liebe zu dir als Mensch und Liebe zu deinem Körper entwickeln kannst, bist du damit nicht alleine. Die meisten von uns sind sehr kritisch, gerade wenn es um das eigene Aussehen oder die eigene Figur geht.

Unsere Selbstzweifel fallen in der heutigen Zeit (leider) auf fruchtbaren Boden, denn Gesellschaft, Medien und Erziehung vermitteln uns viele widersprüchliche Botschaften:

- Sei äußerlich schön, auch wenn eigentlich deine inneren Werte zählen.
- Sei sexy, aber nicht sexuell fordernd.
- Sei ehrlich, aber verletze niemanden.
- Sei unabhängig, aber füge dich trotzdem ein.
- Sei freundlich, aber lasse dir nicht alles gefallen.
- Sei nicht so gestresst, aber auch nicht faul.
- Sei weiblich, aber nicht vulgär.
- Sei schlank, aber nicht dürr.
- Sei stolz auf deine Kurven, aber werde nicht zu dick.

Dies sind nur einige der paradoxen Aussagen, mit denen Menschen wie du und ich jeden Tag umgehen müssen. Da ist es überhaupt nicht verwunderlich, wenn wir selber nicht wissen, wer wir eigentlich sind und wer wir sein wollen.

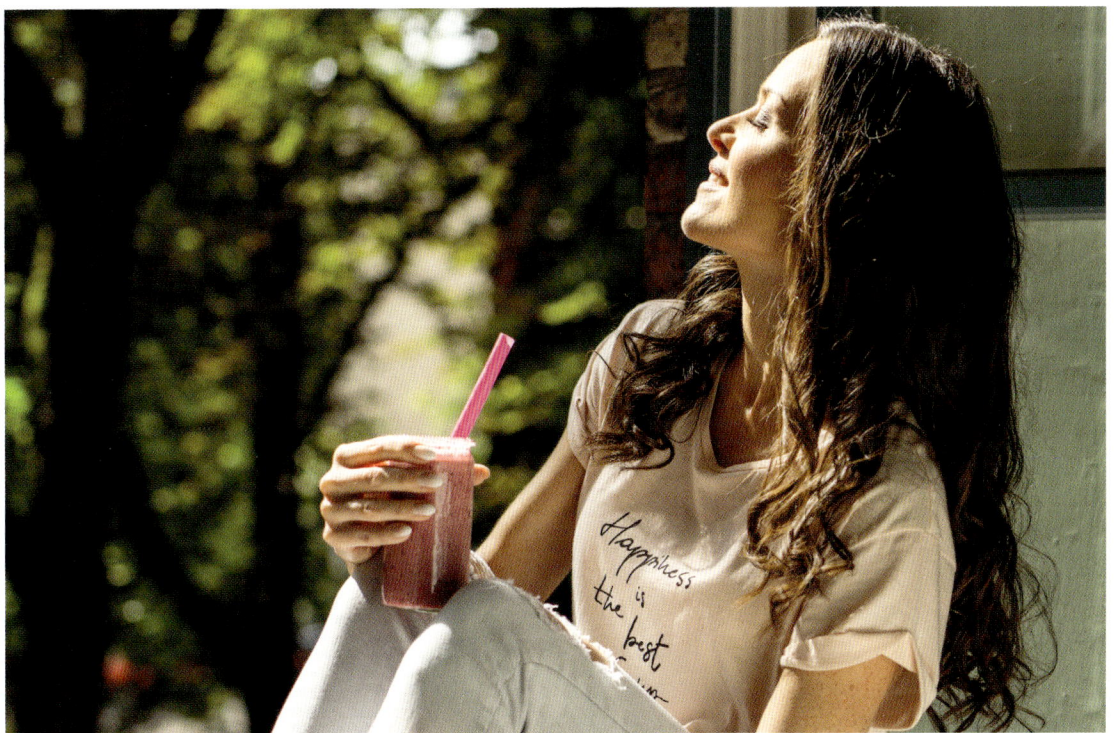

Vielleicht ist es sogar das größte Geheimnis unseres Lebens, das wir aber niemals lüften werden, wenn wir nicht den Weg zu unserem Inneren, unserem Ureigensten, finden — der Liebe zu uns selber.

Das Wort »Liebe« wird in so vielen Kontexten benutzt, ohne dass dabei seine wahre Bedeutung erfasst wird. Für mich ist Liebe die Essenz, das Substanzielle — das, was uns mit anderen, aber besonders mit uns selbst verbindet.

Beim Yoga geht es genau darum. Es geht darum, dass wir in uns selber hineinhören, uns mit jedem Atemzug spüren, uns finden und uns darüber klar werden, dass wir liebenswert sind, so wie wir sind. Jeder von uns kann in sich selbst Frieden finden, auch du.

Je öfter du Yoga praktizierst, desto tiefer wird sich in deinem Geist und deinem Körper die Erkenntnis ausbreiten, dass dein innerer Frieden — die Liebe zu dir selber — schon immer vorhanden war. Du musst sie einfach nur wiederfinden … Dabei hilft dir Yoga.

Genau darum geht es in diesem Buch.

Es geht darum, nicht nur äußerlich, sondern auch innerlich der Mensch zu werden, der du sein möchtest.

Warum und wie du mit Yoga abnehmen kannst

Zugegebenermaßen denken die meisten Menschen bei Yoga nicht unbedingt zuerst an Fettverbrennung und Gewichtsreduktion. Fakt ist aber, dass sich schon viele Male gezeigt hat, dass eine regelmäßige Yoga-Praxis auch Menschen, bei denen Diäten oder andere Formen der sportlichen Betätigung bislang fehlgeschlagen sind, zu ihrem Wunschgewicht verhelfen kann.

Warum?

Weil Yoga eine nachhaltige, transformative Praxis ist, die uns zeigt, wie wir achtsam mit uns umgehen. Umso häufiger du Yoga praktizierst, umso achtsamer wirst du im Umgang mit deinem Körper, deiner Ernährung und deiner Bewegung. Zusätzlich trainiert, dehnt, strafft und kräftigt Yoga den Körper und bezieht vor allem die Regionen ein, die uns als sogenannte Problemzonen oft Kummer bereiten.

Wenn du regelmäßig Yoga ausübst, bedeutet das nicht nur konstant mehr Bewegung, du erhöhst auch den Spiegel des Wohlfühlhormons Endorphin in deinem Blut. Und auch dein Selbstwertgefühl wird durch Yoga positiv beeinflusst.

Die wichtigsten Effekte von Yoga auf deine Figur

Yoga macht deinen Körper muskulöser, reduziert dein Stressempfinden und gibt dir ein besseres Gefühl für deinen Körper und dessen Bedürfnisse.

Es ist mittlerweile wissenschaftlich hundertfach bestätigt, dass es einen Zusammenhang zwischen Stress und Gewichtszunahme gibt. Denn viele Menschen reagieren auf physische oder psychische Anspannung mit zu häufiger und überwiegend ungesunder Ernährung. Dies liegt unter anderem an dem Hormon Cortisol, das bei Stress ausgeschüttet wird und das unser Verlangen nach Essen steigert.

Verschlimmernd kommt hinzu, dass die Energie, die wir durch den erhöhten Nahrungskonsum aufnehmen, vom Körper gar nicht verwertet werden kann, wenn der Cortisolspiegel permanent zu hoch ist, sondern als Fett, vor allem am Bauch, dauerhaft eingelagert wird. Fettgewebe wiederum reduziert die Produktion von Testosteron, das für den Muskelaufbau wichtig ist. Wenn aber die Muskelmasse zu gering ist, wird der Stoffwechsel verlangsamt, weil es die Muskeln sind, die Energie verbrennen. Menschen, die regelmäßig Yoga betreiben, haben einen niedrigeren Cortisolspiegel und nehmen weniger zu.

Yoga hilft dir aber nicht nur dabei, besser mit Stress umzugehen, deinen Cortisolspiegel zu regulieren, deine Muskeln zu trainieren und deinen Stoffwechsel zu beschleunigen, sondern es verhilft dir auch zu einem ganz neuen Umgang mit deinem Körper.

Einige Tipps für den Start

Wenn du mit Yoga beginnst mit dem Ziel, Gewicht zu verlieren, dann starte langsam. Praktiziere in den ersten Wochen einmal pro Woche, um dich mit den Asanas und deinen neuen Lebensgewohnheiten vertraut zu machen. Nach einigen Wochen kannst du deine Aktivität auf drei- bis viermal oder auch öfter pro Woche steigern.

Meditation ist ebenfalls wichtig und wertvoll, wenn es um Gewichtsverlust geht, weil du damit Körper und Seele regenerierst und energetisierst. Du solltest versuchen, eine verbindliche Zeit für deine Meditation festzulegen. In diesem Buch findest du Meditationstechniken, die leicht in den Alltag zu integrieren sind. Probiere eine Routine zunächst drei- bis viermal pro Woche aus, bevor du sie irgendwann als festes Ritual in deinem Alltag etablierst.

»Yoga transformiert nicht die Art, wie wir Dinge sehen, es transformiert die Person, die Dinge sieht.«

Yoga ...

... beschleunigt die Fettverbrennung und den Stoffwechsel.
... formt und strafft den Körper.
... reduziert Stress und fördert dadurch den Abnehmprozess.
... macht ausgeglichen.
... verringert das Schmerzempfinden.
... schärft den Geist.
... stärkt das Selbstbewusstsein.
... beugt Erkrankungen vor.

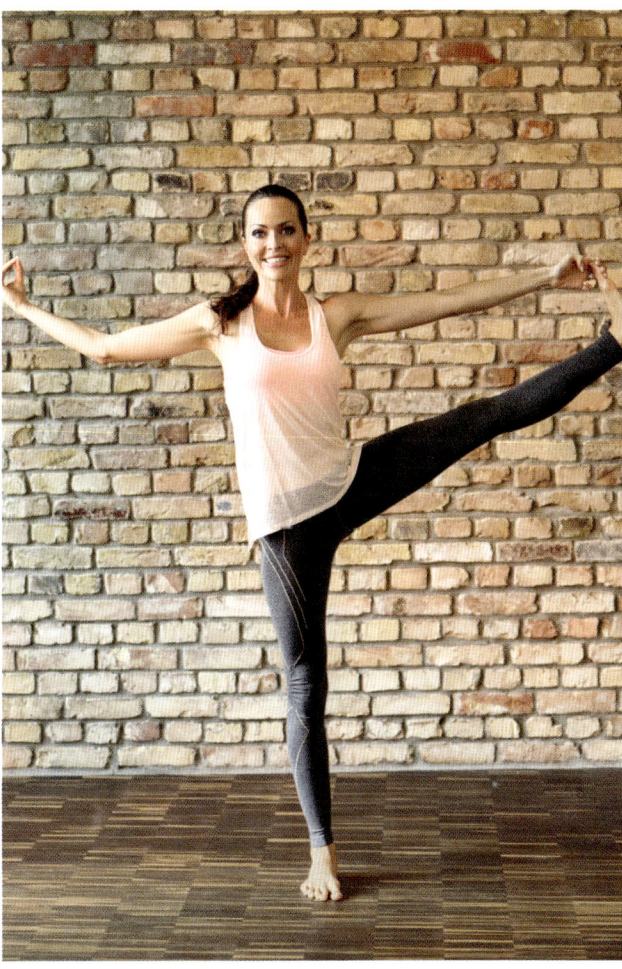

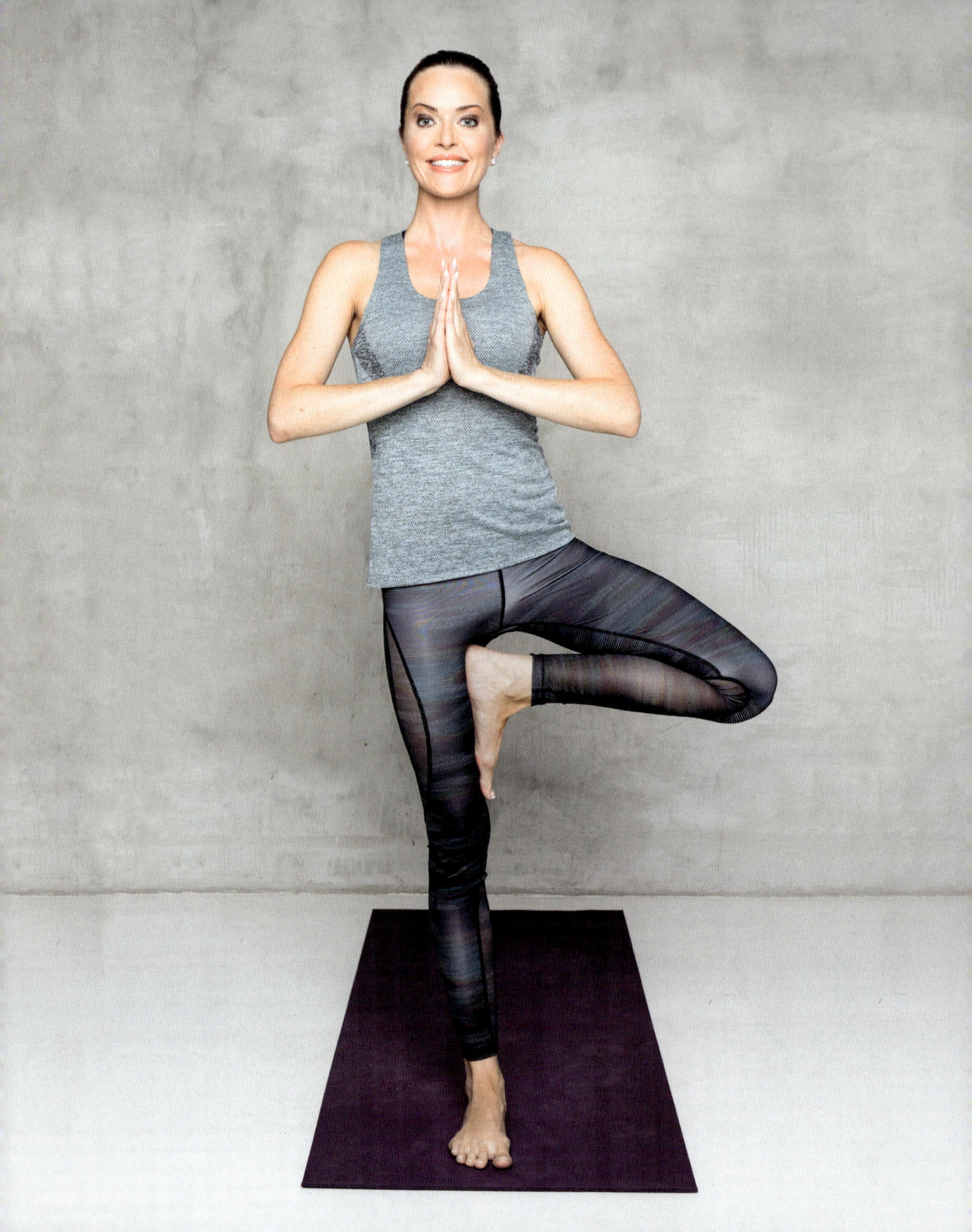

Die wichtigsten Asanas

Im Yoga wird eine Übung als »Asana« bezeichnet, was so viel heißt wie »Sitz« oder »feste Körperstellung«. Dabei sollte die Körperhaltung immer stabil und angenehm sein.

Die Asanas entfalten sowohl auf körperlicher als auch auf geistiger Ebene vorteilhafte Wirkungen: Sie straffen, kräftigen und dehnen deinen Körper, machen ihn fit und gelenkig, regen den Stoffwechsel und die Fettverbrennung an und bringen Energie. Außerdem helfen sie dir dabei, mit Stress besser umzugehen, gelassener und ruhiger zu werden sowie Motivation aufzubauen.

Berghaltung

— Tadasana —

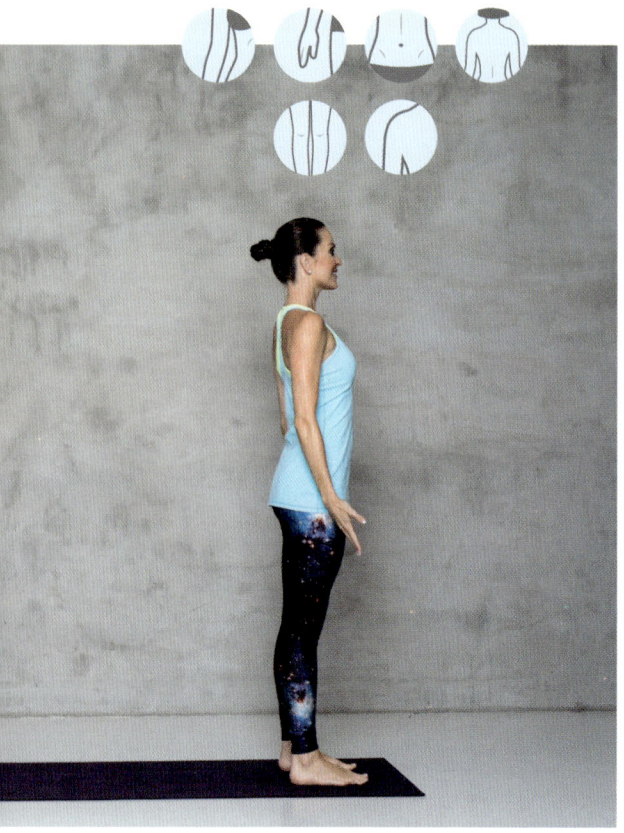

Basishaltungen — Basishaltungen kräftigen Muskulatur und innere Organe. Verspannungen und Ablagerungen werden abgebaut, das Nerven- und Immunsystem wird gestärkt.

Übungsziel — Die Asana stärkt die Oberschenkel, reduziert Stress und erhöht die Energiezufuhr.

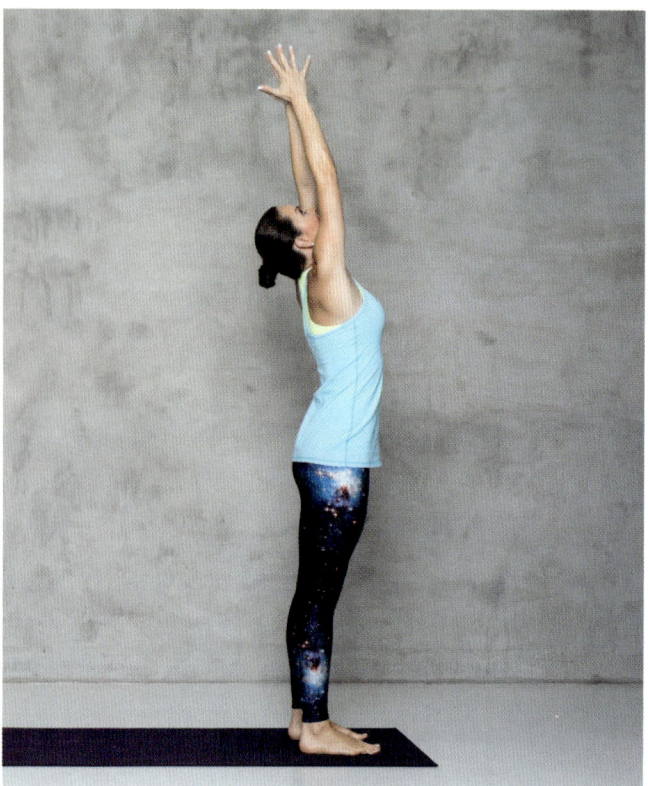

Schritt 1 Stelle dich mit beiden Füßen auf die Yoga-Matte und nimm die Arme an die Seite.

Schritt 2 Hebe deine Zehen, spreize sie und drück sie wieder in die Matte.

Schritt 3 Strecke die Beine und verteile dein Körpergewicht gleichmäßig auf die Fußsohlen. Erde die drei Auflagepunkte, die Ballen der großen und kleinen Zehen sowie die Außenkanten der Fersen. Hebe die Fußgewölbe leicht an.

Schritt 4 Drehe deine Oberschenkel und Schienbeine leicht nach innen. Das Steißbein zeigt leicht nach vorne, das Gesäß ist entspannt, der Bauch leicht eingezogen. Drehe nun die

Oberschenkel leicht nach außen, die Knie sind gerade nach vorne ausgerichtet. Kippe das Steißbein Richtung Boden, um ein Hohlkreuz zu vermeiden.

Schritt 5 Bei der nächsten Ausatmung entspannst du deine Schultern. Dein Blick ist entspannt nach vorne gerichtet. Führe deine Arme über die Seiten nach oben.

Schritt 6 Halte deinen Körper gerade, erde dich über deine Füße, strebe jedoch gleichzeitig mit deinem Kopf Richtung Himmel. Atme tief ein und aus und verweile eine Minute in dieser Position.

Vorbeuge
— Uttanassana —

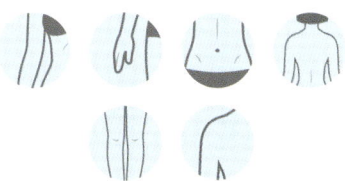

Übungsziel – Die Asana dehnt die Rückseite des Körpers, baut Stresshormone ab und wirkt entgiftend.

Schritt 1 Nimm die **Berghaltung** → S. 14 ein.

Schritt 2 Mit der Ausatmung beugst du dich über deine Hüftgelenke nach vorne. Dein Rücken ist gerade.

Schritt 3 Lege, wenn möglich, deine Handflächen neben deinen Füßen auf dem Boden ab, oder versuche, mit den Fingerspitzen den Boden vor oder neben deinen Füßen zu berühren. Erzeuge Spannung durch die Aktivierung der Oberschenkelmuskulatur. Hebe deine Kniescheiben und erde deine Fersen gut.

Schritt 4 Verlängere anschließend mit jeder Ausatmung deinen Oberkörper immer mehr Richtung Boden. Lasse dabei Kopf und Nacken locker hängen.

Schritt 5 Verweile bis zu einer Minute in dieser Position. Um sie zu verlassen, legst du deine Hände an die Hüfte und kommst mit gebeugten Knien und geradem Rücken nach oben.

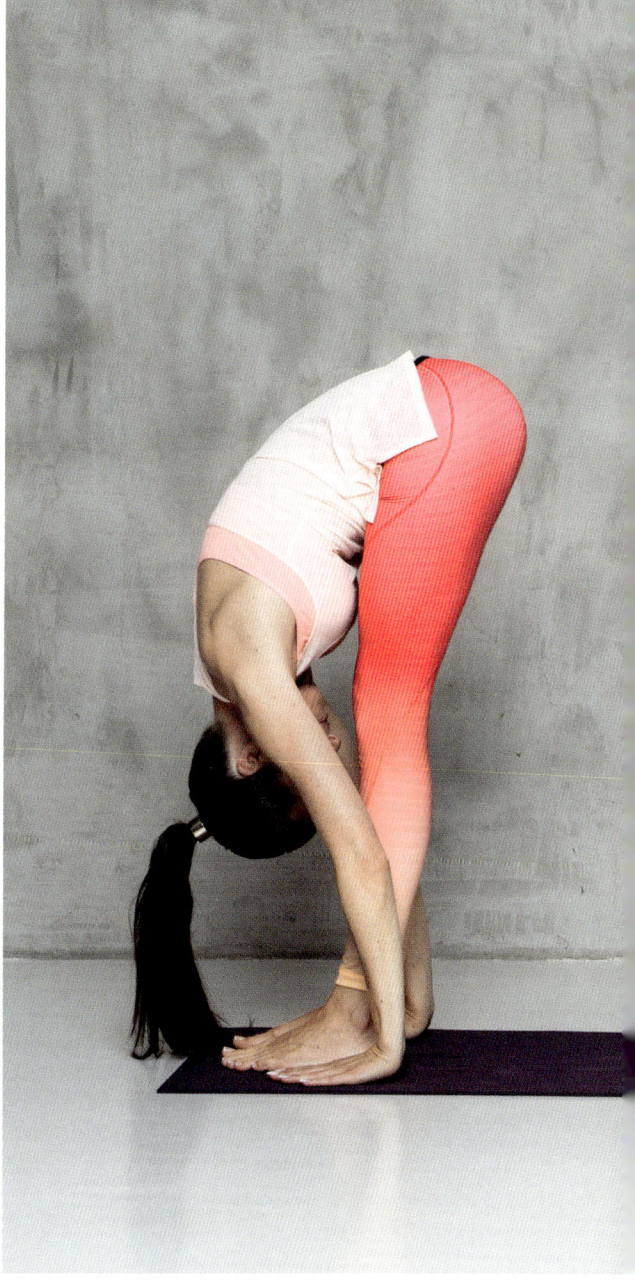

Ausfallschritt

— Utthita Ashwa Sanchalanasana —

Übungsziel — Die Asana stärkt und strafft die Beine und trainiert den Bauch.

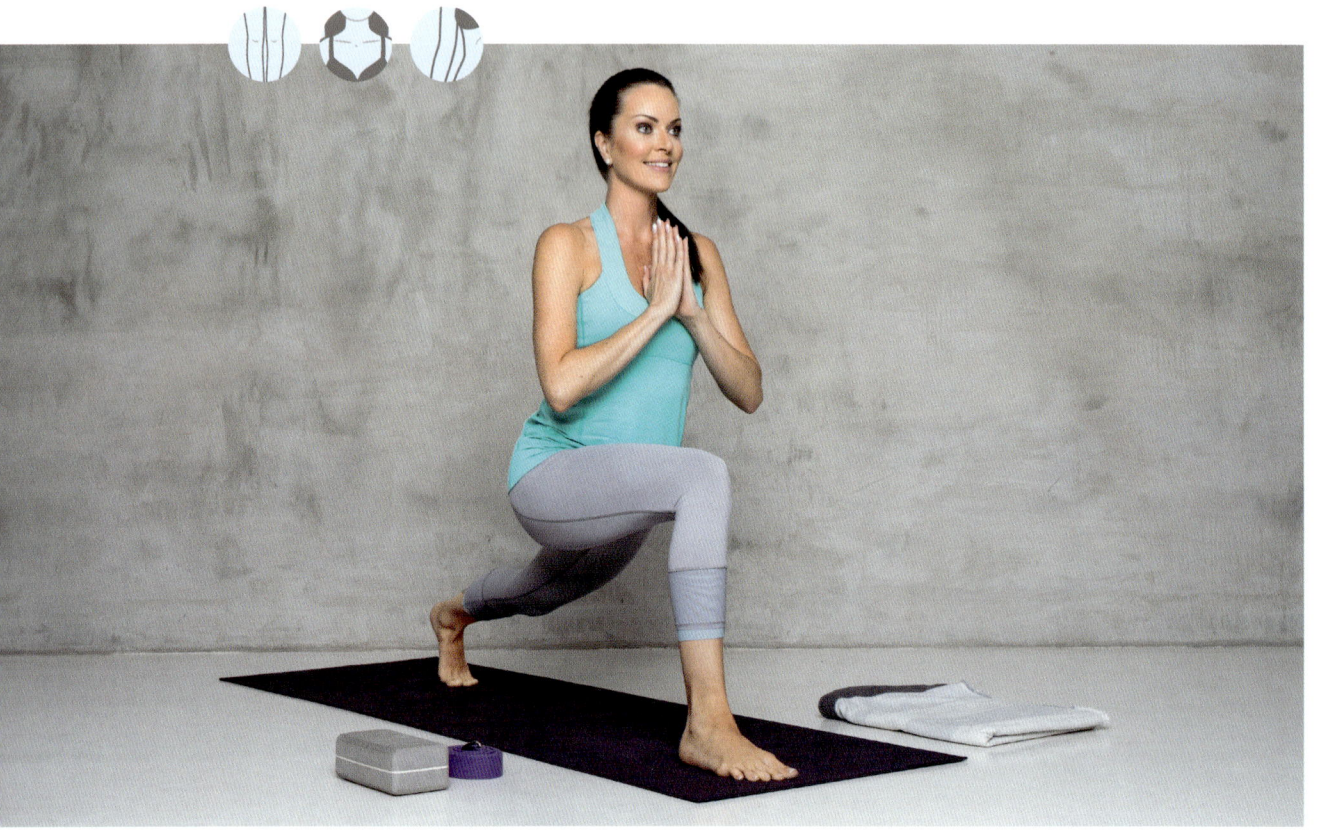

Schritt 1 Nimm die Position **Herabschauender Hund** → S. 17 ein.

Schritt 2 Führe dein rechtes Knie zur Nase.

Schritt 3 Mache mit deinem rechten Fuß einen weiten Ausfallschritt zwischen deine Hände.

Schritt 4 Verlagere dein Gewicht auf deine Füße und nimm deine Arme mit der Einatmung nach oben und führe die Handflächen vor dem Oberkörper zusammen. Entspanne die Schultern und halte dabei das rechte Knie im 90-Grad-Winkel gebeugt. Hebe die hintere Ferse an.

Schritt 5 Verweile für fünf Atemzüge in dieser Position. Wiederhole dann die Asana auf der anderen Seite.

Herabschauender Hund

— Adho Mukha Svanasana —

Übungsziel — Die Asana strafft die Arme und dehnt die komplette Rückseite des Körpers. Sie stimuliert das vegetative Nervensystem, das die Fettverbrennung steuert.

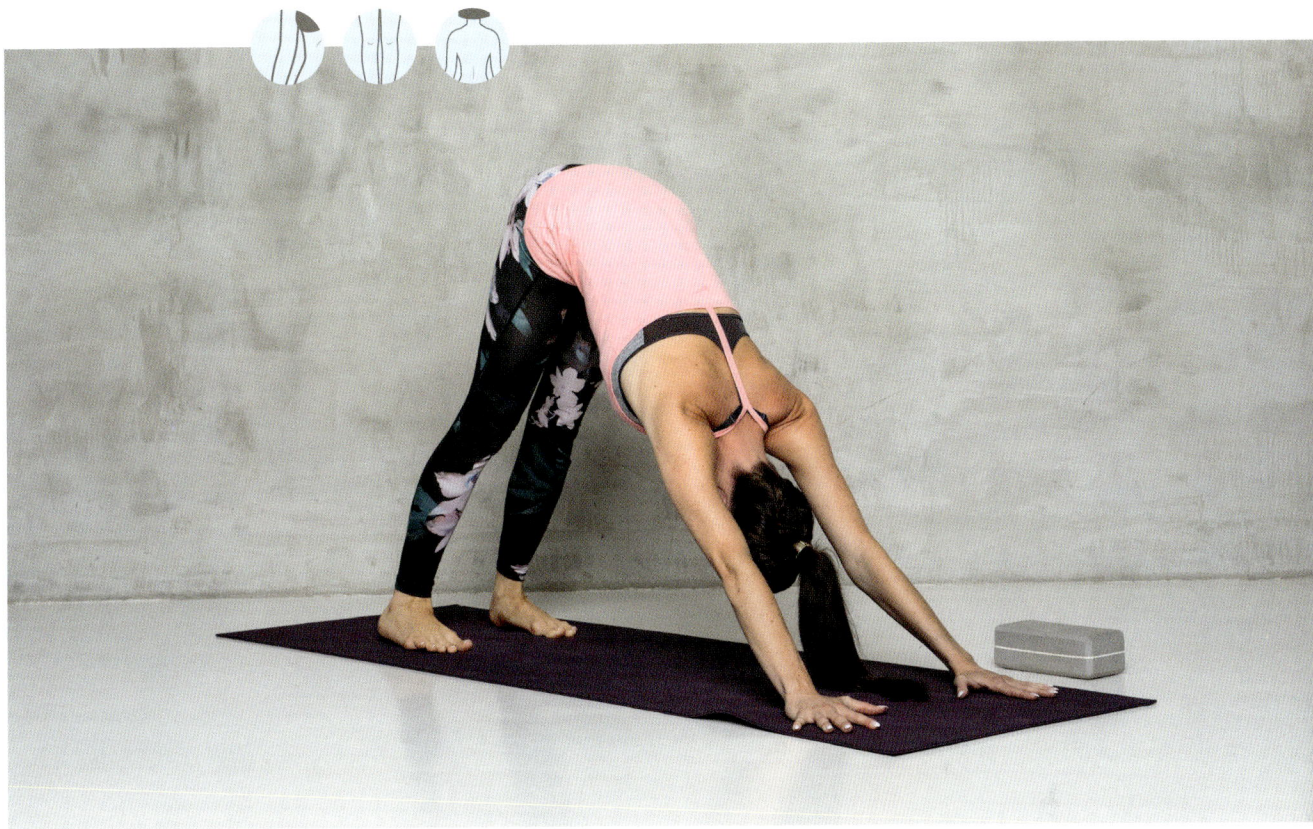

Schritt 1 Gehe in den **Vierfüßlerstand** → S. 43. Die Hände sind unter den Schultern, die Knie unter der Hüfte.

Schritt 2 Spreize deine Finger und verteile dein Gewicht gleichmäßig auf deine Handflächen. Drücke die Handwurzeln in den Boden.

Schritt 3 Löse mit der Ausatmung die Knie vom Boden, während du langsam deine Beine streckst und deine Hüfte nach oben und dein Gesäß nach hinten drückst. Verteile dein Körpergewicht gleichmäßig auf Arme und Beine.

Schritt 4 Drücke dich mit den Händen leicht ab, damit deine Fersen Richtung Matte ziehen, und drehe dabei die Ellbogen leicht nach außen. Die Innenseite der Ellbogen zeigt nach vorne. Oberarme und Ohren sollten auf einer Linie sein, dein Kopf und dein Nacken sind entspannt.

Schritt 5 Verweile für zehn Atemzüge in dieser Position. Mit jeder Einatmung schiebst du mit Händen und Steißbein nach hinten, der Rücken bleibt lang. Mit jeder Ausatmung ziehst du den Bauchnabel Richtung Wirbelsäule. Solltest du bei dieser Übung Probleme mit einem runden Rücken haben, beuge die Knie, sodass der Rücken lang und gerade wird.

Yoga-Liegestütz

— Chatturanga dandasana —

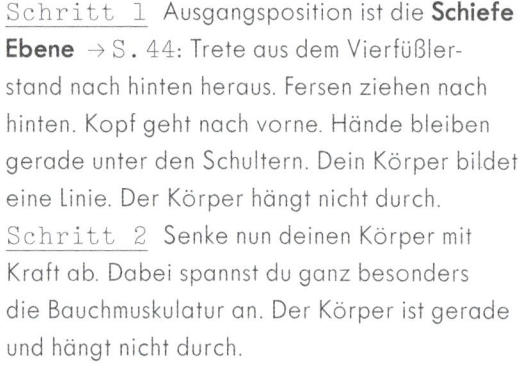

Übungsziel — Die Asana kräftigt Arme, Beine und Handgelenke, stärkt die Bauchmuskulatur, strafft den gesamten Körper und baut Kraft auf.

Eine leichtere Variante ist die Knie-Brust-Kinn-Haltung:

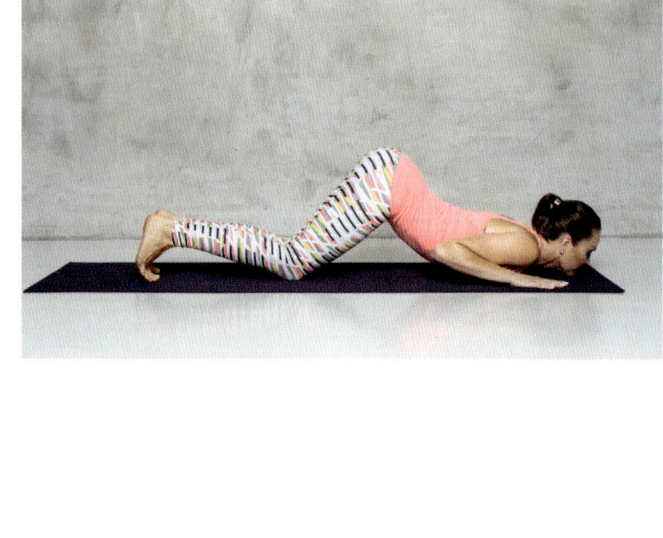

Schritt 1 Ausgangsposition ist die **Schiefe Ebene** →S.44: Trete aus dem Vierfüßlerstand nach hinten heraus. Fersen ziehen nach hinten. Kopf geht nach vorne. Hände bleiben gerade unter den Schultern. Dein Körper bildet eine Linie. Der Körper hängt nicht durch.

Schritt 2 Senke nun deinen Körper mit Kraft ab. Dabei spannst du ganz besonders die Bauchmuskulatur an. Der Körper ist gerade und hängt nicht durch.

Schritt 3 Ober- und Unterarme bilden einen 90-Grad-Winkel und sind dicht an die Rippen gepresst. Blicke dabei Richtung Boden.

Schritt 4 Verweile in dieser Position mindestens drei Atemzüge.

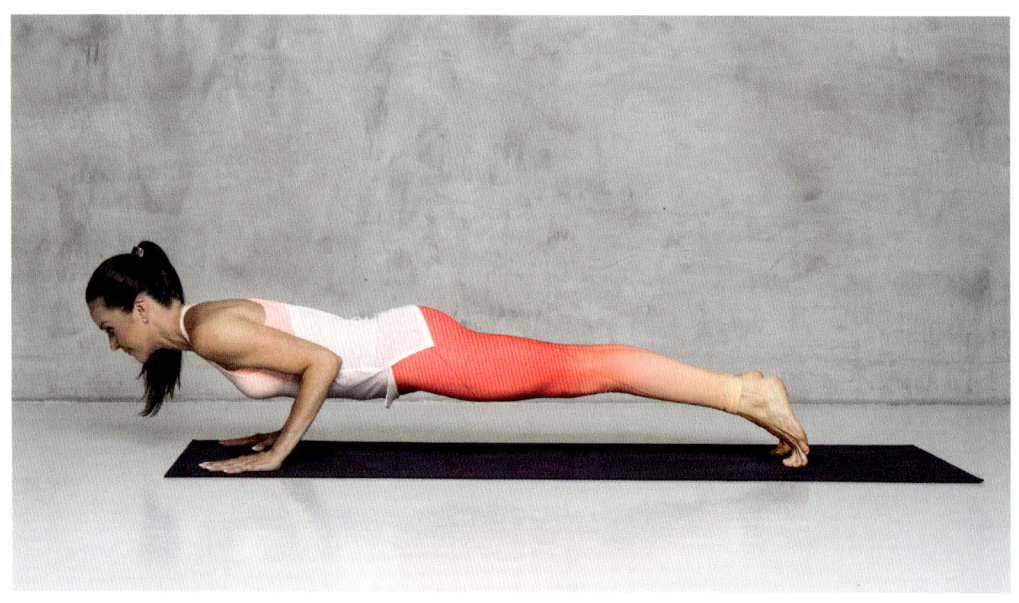

Die wichtigsten Asanas

Kobra

— Bhujangasana —

Übungsziel — Die Asana kräftigt die Arme und stärkt den unteren Rücken, strafft die Brustmuskulatur und festigt das Gesäß.

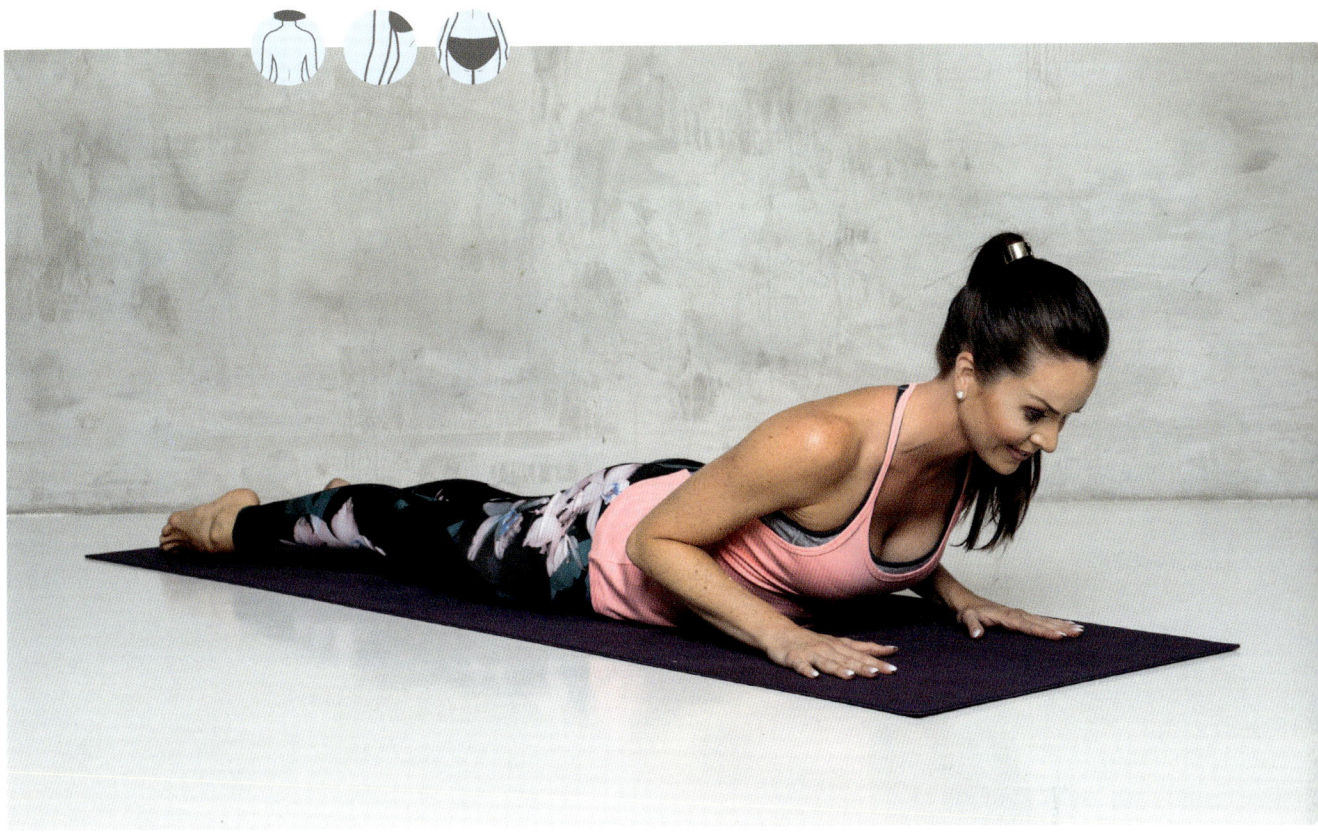

Schritt 1 Lege dich flach auf den Bauch, die Hände liegen unter den Schultern. Die Fußrücken sind geerdet. Spanne deine Beine leicht an. Die Gesäßmuskulatur bleibt locker.

Schritt 2 Spanne nun Bein- und Gesäßmuskeln an und hebe mit der Einatmung Herz und Oberkörper leicht vom Boden ab. Der Nacken ist lang und dein Blick geht zum Boden.

Schritt 3 Drücke deinen Oberkörper mit den Armen so weit vom Boden weg, wie es für dich angenehm ist, und achte darauf, dass die Ellbogen weiter eng am Körper bleiben.

Schritt 4 Verweile für drei Atemzüge in dieser Position. Atme aus und lege Oberkörper und Stirn lang nach vorne ab. Wiederhole die Asana noch dreimal.

Leichtere Variante Bei Nackenproblemen oder einem Hohlkreuz solltest du eine sanfte Variante wählen, bei der du dich nur leicht vom Boden wegdrückst und nicht ganz so hoch kommst.

Heraufschauender Hund

— Urdhva Mukha Svanasana —

Übungsziel — Die Asana stärkt Bein- und Bauchmuskulatur und dehnt die Brust.

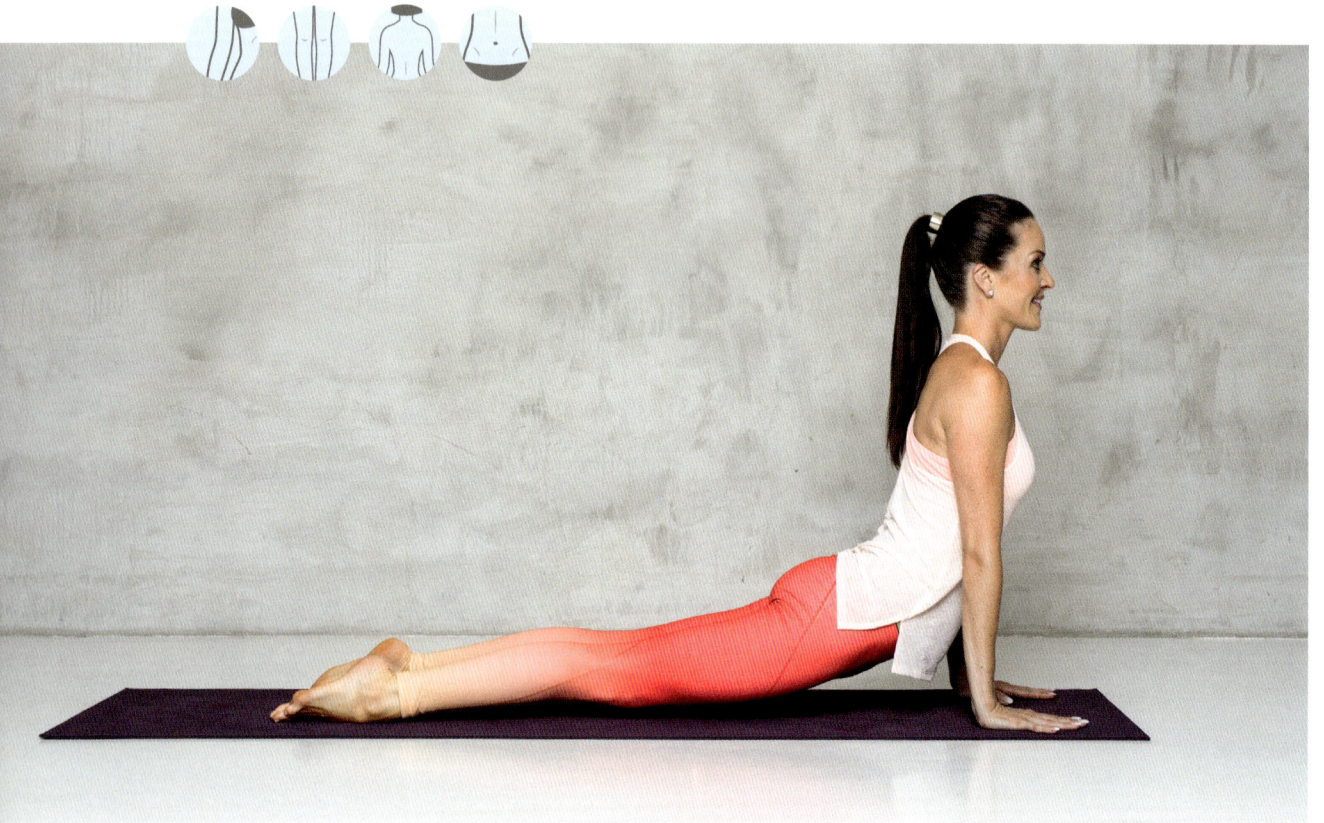

Schritt 1 Gehe so weit in den **Yoga-Liegestütz** → S. 18, bis sich Ellbogen und Schulter auf einer Linie befinden.

Schritt 2 Rolle dich über die Zehen nach vorne. Die Fußrücken sind geerdet. Deine Hände drückst du unter den Schultern und mit gespreizten Fingern in den Boden. Mit der Ausatmung drückst du das Brustbein zugleich nach vorne und nach oben.

Schritt 3 Atme ein, stemme deine Hände in den Boden und strecke deine Arme. Deine Schultern drehst du dabei leicht nach außen. Öffne deinen Brustkorb. Alle zehn Fußnägel berühren den Boden. Hüfte, Becken und Beine befinden sich über dem Boden. Nur die Fußrücken und die Zehen berühren noch die Matte. Dein Blick ist gerade nach vorn gerichtet.

Schritt 4 Mit der Ausatmung schiebst du dich in die Endposition des Heraufschauenden Hundes. Verweile für drei Atemzüge in dieser Position.

Krieger 1
— Virabhadrasana 1 —

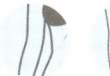

Schritt 1 Nimm die Position
Herabschauender Hund → S. 17 ein.

Schritt 2 Mit der Einatmung führst du
das rechte Bein nach hinten oben.

Schritt 3 Atme aus und stelle das rechte
Bein nach vorne zwischen deine Hände.

Schritt 4 Den hinteren Fuß setzt du ab, der
vordere Fuß steht gerade nach vorn ausgerichtet. Die Füße befinden sich nicht auf einer Linie,
sondern stehen hüftbreit auseinander. Drücke
den Ballen des großen Zehs vom vorderen Fuß
und die Fußaußenkante des hinteren Fußes
fest in den Boden. Du kannst die Ferse anheben,
um den Rücken zu schonen.

Schritt 5 Mit der Einatmung richtest du
deinen Oberkörper auf. Die Arme gehen gleichzeitig über die Seite nach oben.

Schritt 6 Lege die Hände an die Hüften
und richte die Hüfte nach vorn aus. Das vordere
Knie beugen, bis Ober- und Unterschenkel im
90-Grad-Winkel stehen. Das Knie zeigt gerade
nach vorn, Knie und Fußgelenk stehen senkrecht
übereinander. Lasse das Steißbein nach unten
sinken.

Schritt 7 Ziehe dich durch die Fingerspitzen nach oben. Vermeide ein Hohlkreuz,
indem du die vorderen, unteren Rippen nach
hinten ziehst. Mit jeder Ausatmung ziehst du den
Nabel zur Wirbelsäule. Verweile für drei Atemzüge in dieser Position. Wiederhole die Übung
auf der anderen Seite.

— Stehhaltungen erden
und schenken Stabilität. Sie verbessern die Haltung und regen Durchblutung und Verdauung an.
Übungsziel — Die Asana dehnt Bauch und
Rücken, kräftigt die Arme und stimuliert die
Verdauungsorgane.

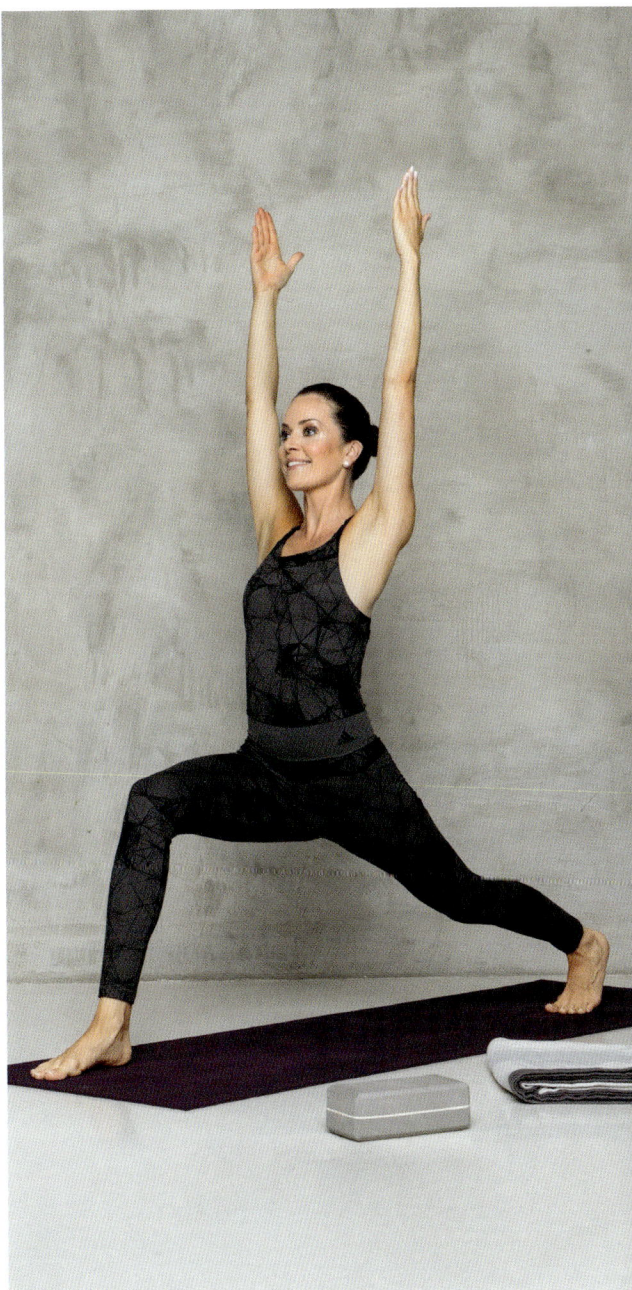

Krieger 2

— Virabhadrasana 2 —

Übungsziel — Die Asana stärkt Arme und Bauchmuskeln, öffnet die Hüfte und trainiert die Beine.

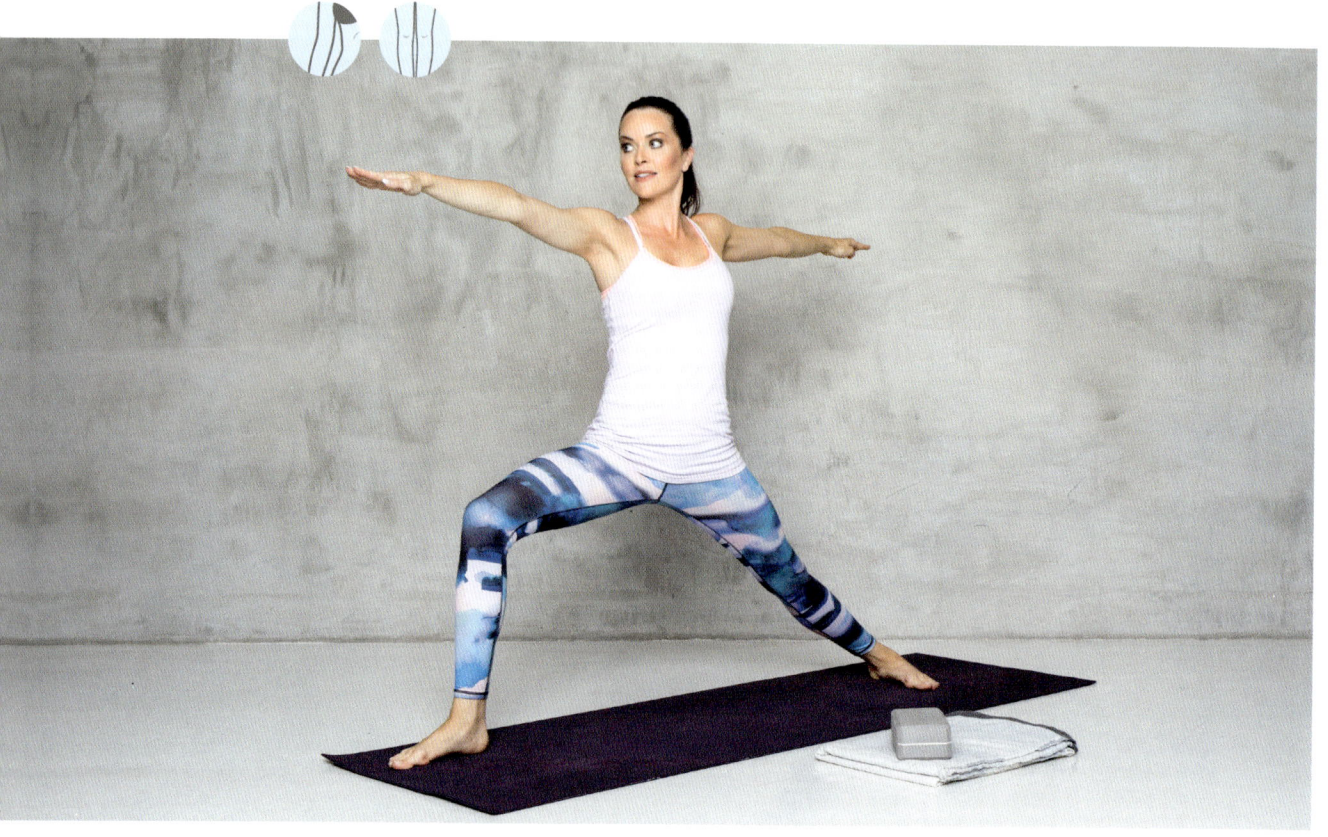

Schritt 1 Nimm die **Berghaltung** → S. 14 ein.

Schritt 2 Bei der nächsten Ausatmung bewegst du deinen linken Fuß mit einem großen Schritt nach hinten und drehst ihn nach außen, nahezu parallel zur hinteren Mattenkante. Zehen sind leicht nach innen gedreht.

Schritt 3 Drehe deine Hüfte nach links, dein rechtes Knie sollte dabei über deiner rechten Ferse stehen. Das linke Bein ist gestreckt, die Muskulatur ist aktiv. Ziehe die Kniescheiben leicht hoch und drücke die Fußaußenkanten fest in den Boden.

Schritt 4 Mit der Einatmung hebst du deine Arme parallel zum Boden und zu deinem vorderen Oberschenkel. Die Handflächen zeigen zum Boden. Die Handgelenke befinden sich über den Fußgelenken. Schulterblätter und Brust sollten geöffnet sein. Der Blick ist nach vorne gerichtet.

Schritt 5 Atme ruhig ein und aus und verweile für zehn Atemzüge in dieser Position. Wiederhole die Asana auf der anderen Seite.

Krieger 3

— Virabhadrasana 3 —

Übungsziel — Die Asana trainiert die Oberschenkel und die Bauchmuskeln.

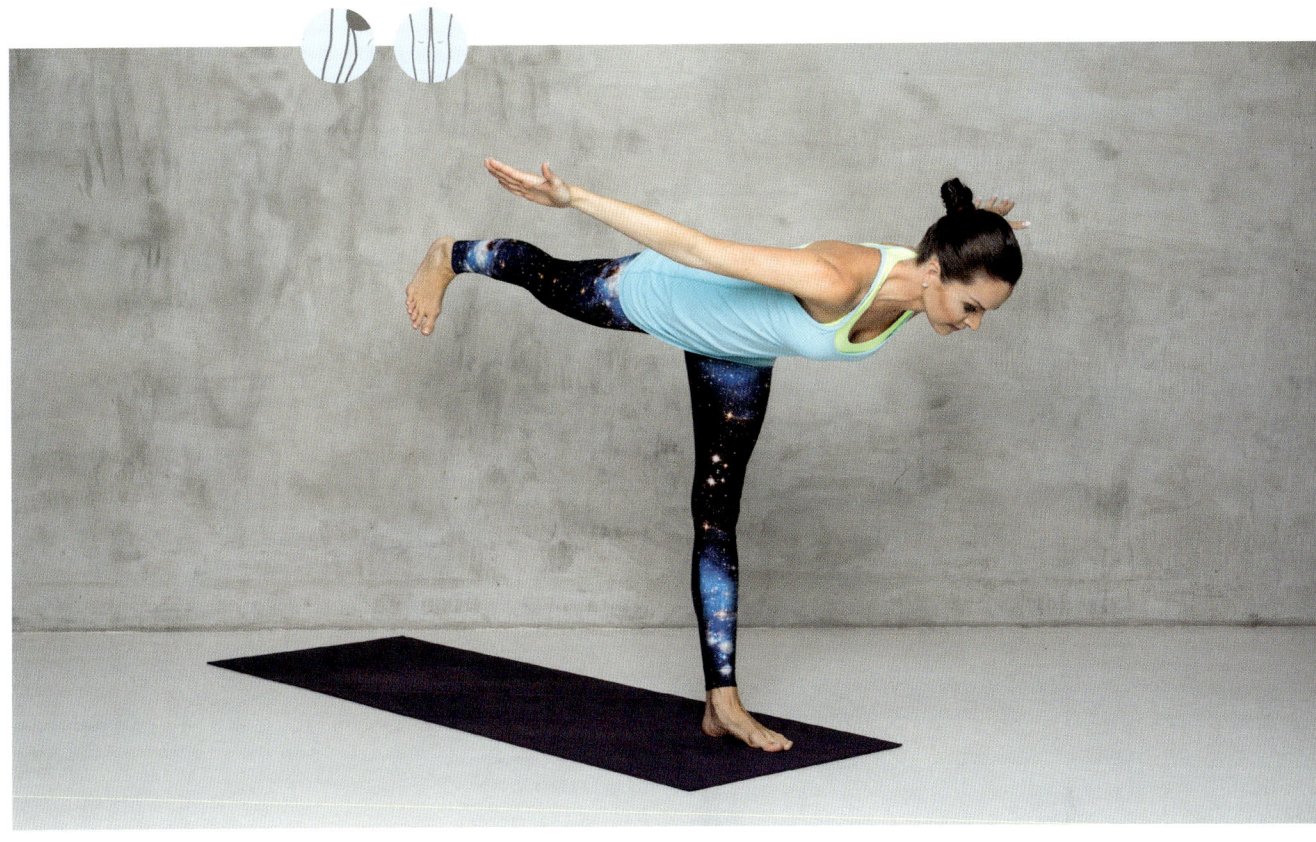

Schritt 1 Nimm die Position **Krieger 1** → S. 21 ein.

Schritt 2 Trete mit dem hinteren Fuß ein kleines Stück weiter nach vorne und verlagere das Gewicht auf das vordere Bein.

Schritt 3 Atme aus und hebe das hintere Bein vom Boden ab. Das Bein ist gestreckt, der Fuß ist geflext. Neige gleichzeitig deinen Oberkörper nach vorne, bis er parallel zum Boden steht. Der Rücken ist lang. Beide Beckenknochen sind auf einer Ebene und zeigen Richtung Boden.

Schritt 4 Suche dir einen Fixpunkt am Boden und strecke deine Arme parallel zum Boden zu den Seiten aus. Die Handflächen zeigen nach unten. Die Hüftseite des Standbeins dreht sich nicht nach oben. Halte die Grundspannung im Körper, drücke den Fuß in den Boden und verankere dich. Dein Bauchnabel zieht Richtung Wirbelsäule.

Schritt 5 Verweile für fünf Atemzüge in dieser Position. Wiederhole die Abfolge auf der anderen Seite.

Stuhl
— Utkatasana —

Übungsziel – Die Asana festigt die Oberschenkel und das Gesäß und strafft die Bauchmuskulatur. Rücken, Schultern und Arme werden ebenfalls trainiert.

Schritt 1 Stelle dich aufrecht hin, deine Füße stehen eng beieinander.

Schritt 2 Mit der Einatmung beugst du die Knie und schiebst das Gesäß nach hinten. Setze dich auf einen imaginären Stuhl. Nimm gleichzeitig die Arme neben den Ohren nach oben. Schulterblätter fallen lassen. Um ein Hohlkreuz zu vermeiden, die vorderen Rippen ganz leicht zu den hinteren ziehen. Öffne die Arme etwas weiter zur Seite, wenn dein Nacken sich verkrampft.

Schritt 3 Mit jeder Einatmung hebst du das Brustbein an und ziehst die Arme lang nach oben heraus. Mit jeder Ausatmung ziehst du den Bauchnabel zur Wirbelsäule. Die Schulterblätter sind weit weg von den Ohren. Bringe das Gewicht auf die Fersen, achte jedoch darauf, dass die Zehen nicht vom Boden abheben.

Schritt 4 Verweile für fünf Atemzüge in dieser Position und richte dich danach mit geradem Rücken wieder auf.

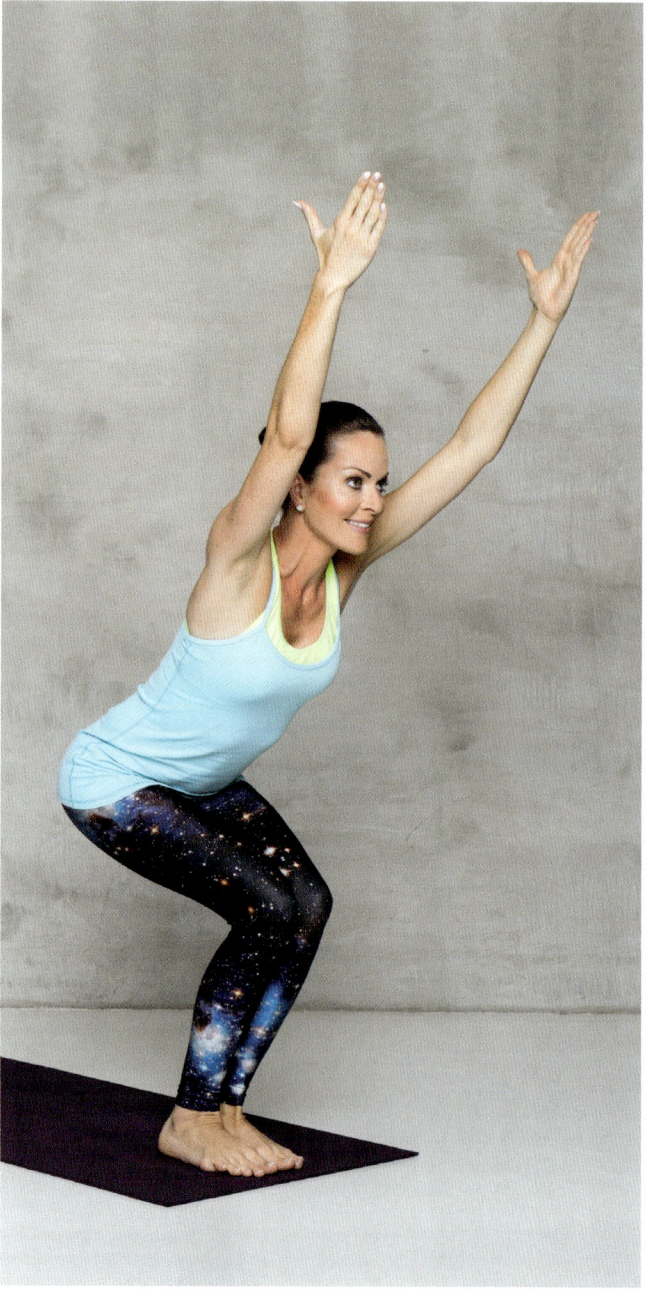

Dreieck

— Trikonasana —

Übungsziel — Die Asana stärkt den Bauch und die Beine, dehnt Oberschenkel und Waden und streckt die Rückenmuskulatur.

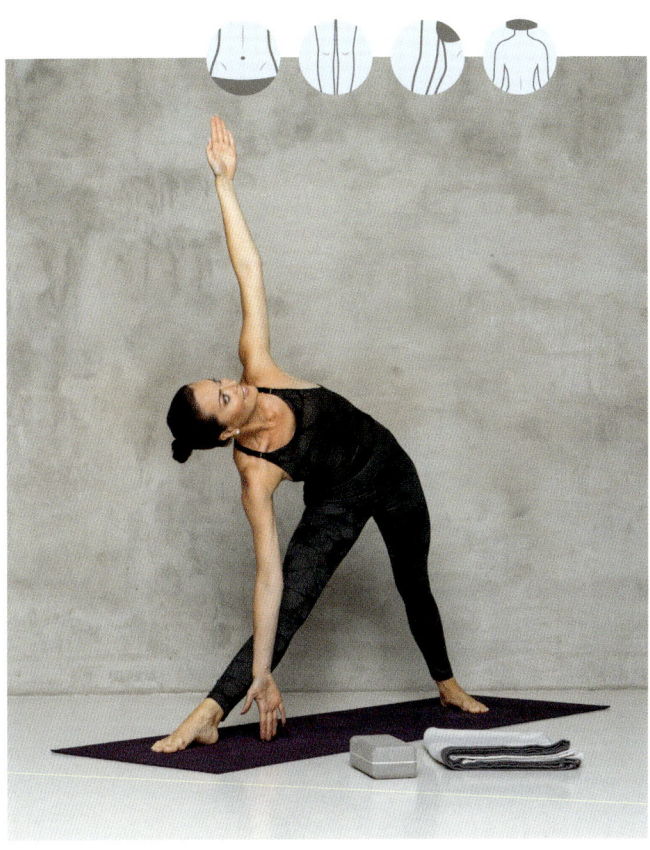

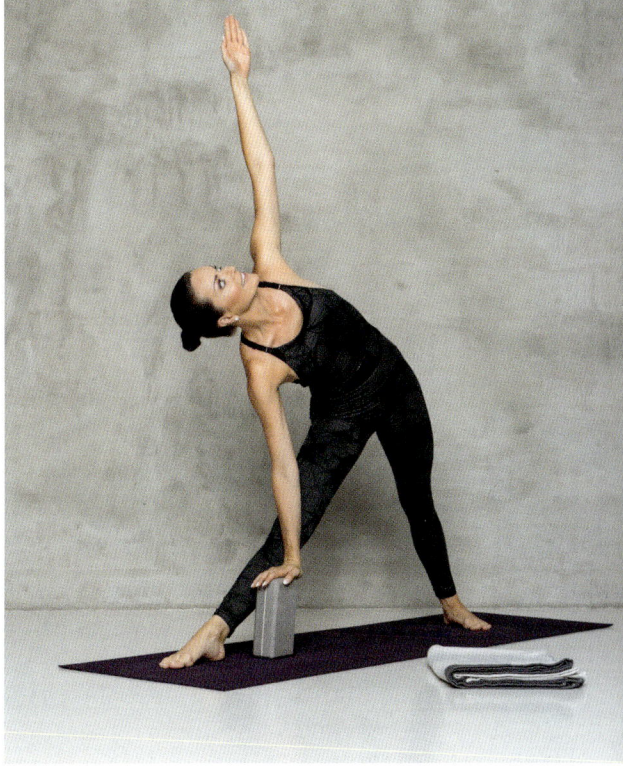

Schritt 1 Nimm die Position **Krieger 2** → S. 22 ein.

Schritt 2 Strecke das vordere Bein.

Schritt 3 Gehe beim Einatmen mit deinem Oberkörper nach vorne und mache den Rücken lang. Kippe die hintere Hüfte nach hinten. Deine Beine sind aktiviert; die Kniescheiben nach oben ziehen.

Schritt 4 Beim Ausatmen den rechten Arm langsam nach unten führen und die Hand entweder an deinem Schienbein oder direkt auf der Matte ablegen (je nachdem, wie weit du kommst). Alternativ kannst du sie auf einem Yoga-Klotz aufsetzen.

Schritt 5 Führe den linken Arm nach oben und achte darauf, dass deine Arme weiterhin eine Linie bilden und dein Rücken lang bleibt.

Schritt 6 Ziehe dein Kinn an, sodass dein Kopf nach oben in Richtung der oberen Hand zeigt. Halte das Dreieck mit deinen Bauch- und Beinmuskeln. Bleibe aktiv und lehne dich gegen eine imaginäre Wand. Verweile für sieben Atemzüge in dieser Position. Wiederhole die Asana auf der anderen Seite.

Halbmond

— Ardha Chandrasana —

Übungsziel — Die Asana trainiert den Bauch und strafft die Beine, fördert das Gleichgewicht und stärkt die Wirbelsäule.

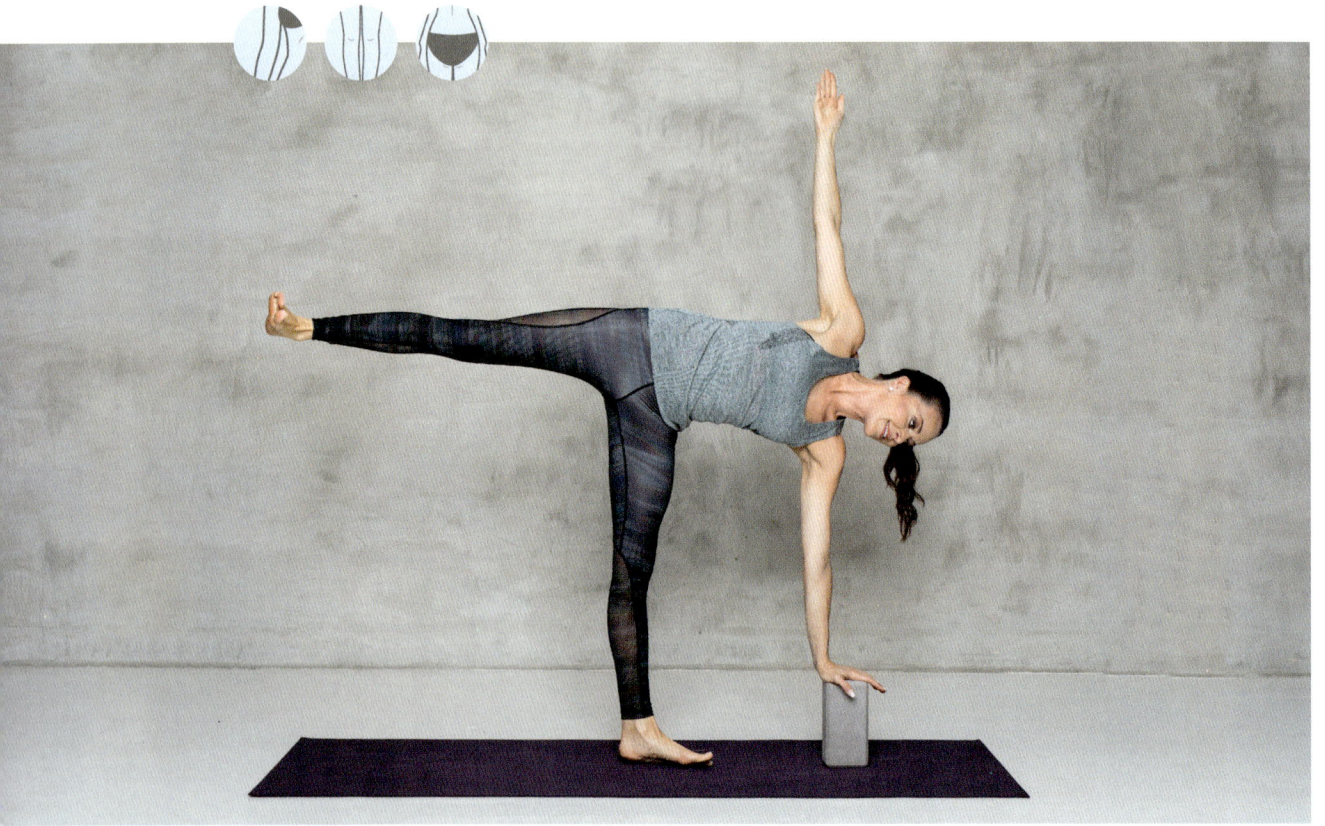

Schritt 1 Beginne im **Dreieck** → S. 25. Beide Füße stehen dabei einen großen Schritt auseinander.

Schritt 2 Beuge das vordere Knie leicht, verlagere das Gewicht auf den vorderen Fuß.

Schritt 3 Lasse den hinteren Fuß etwas Richtung vorderen Fuß gleiten.

Schritt 4 Hebe das hintere Bein an und strecke das vordere Knie. Der hintere Fuß ist geflext. Das hintere Bein steht parallel zum Boden, das vordere Bein vertikal. Drücke die Fußsohle fest in den Boden. Das aktive Zentrum hält die Balance.

Schritt 5 Atme ein und strecke den rechten Arm nach oben. Den Brustkorb Richtung Himmel öffnen. Lehne dich gegen eine imaginäre Wand. Dein Blick geht nach unten.

Schritt 6 Verweile für drei Atemzüge in dieser Position und senke die gestreckten Körperteile wieder ab. Aktiviere deine Bauchmuskeln um die Balance zu halten. Wiederhole die Asana auf der anderen Seite.

Baum

— Vrikasana —

Übungsziel — Die Asana fördert das Gleichgewicht, stärkt die Bauchmuskeln und strafft die Beine und das Gesäß.

<u>Schritt 1</u> Begib dich in die **Berghaltung** → S. 14 und verteile dein Gewicht auf beide Füße.

<u>Schritt 2</u> Verlagere nun das Gewicht langsam auf den rechten Fuß und löse den linken Fuß vom Boden. Positioniere die linke Fußsohle entweder an der rechten Wade oder am rechten inneren Oberschenkel (niemals am Knie). Fuß und Bein fest gegeneinander drücken. Das linke Knie zeigt nach außen, die Hüftknochen sind nach außen ausgerichtet.

<u>Schritt 3</u> Mit der Einatmung nimmst du die Hände über die Seite nach oben, die Handflächen zeigen zueinander. Ausatmen. Mit der nächsten Einatmung wächst du mehr Richtung Himmel, ziehe dazu die Rippen weg von der Taille. Atme aus und lasse die Schulterblätter in den Rücken sinken, ziehe die Hände vor die Brust. Um Stabilität zu gewinnen, drückst du mit deinem Oberschenkel gegen den Fuß und spannst dabei dein Gesäß an.

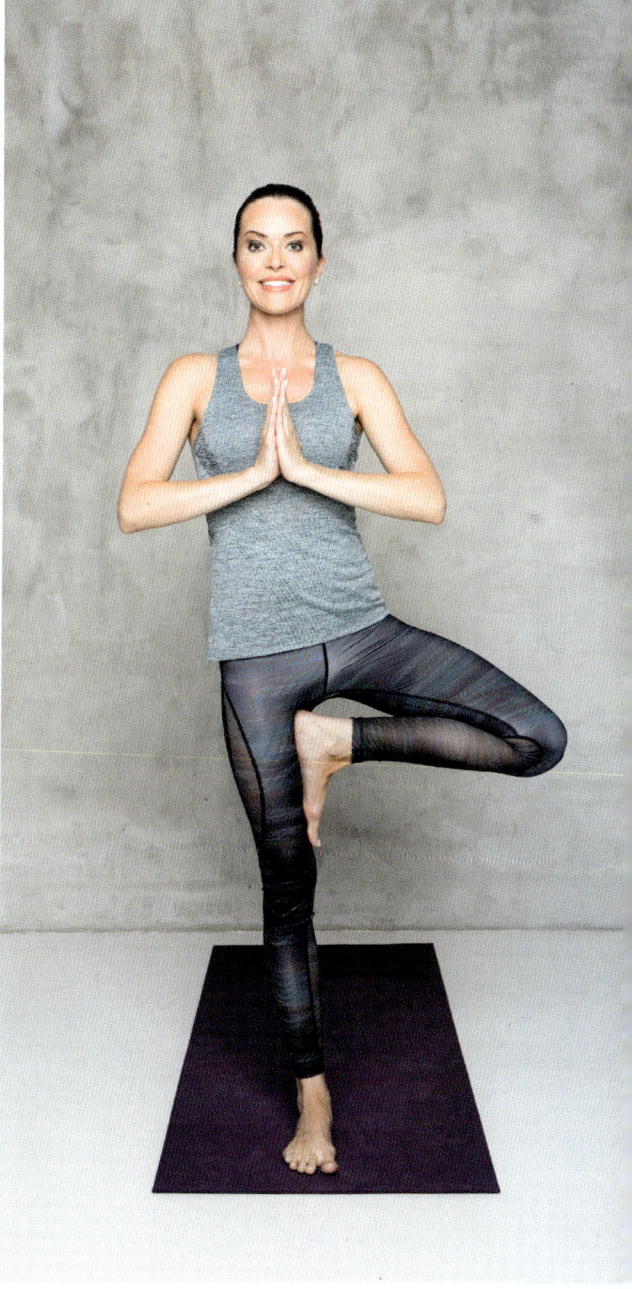

Adler
— Garudasana —

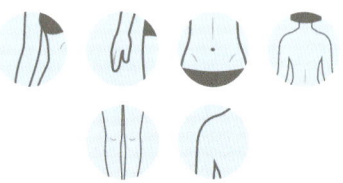

Schritt 1 Nimm die **Berghaltung** → S. 14 ein und verlagere langsam dein Körpergewicht auf das linke Bein. Beuge das rechte Knie und schlage das linke Bein über das rechte Knie. Der Spann des linken Fußes liegt, wenn möglich, an der rechten Wade an. Schiebe das Gesäß nach hinten und verlagere den Oberkörper leicht nach vorne.

Schritt 2 Mit der Einatmung hebst du die Arme angewinkelt auf Schulterhöhe und kreuzt sie gegengleich. Lege hierfür den rechten Ellbogen über den linken und wickele den rechten Unterarm um den linken. Die Handflächen bringst du etwas versetzt gegeneinander. Die Ellbogen sind auf Schulterhöhe, deine Unterarme zeigen nach oben, deine Finger sind gestreckt.

Schritt 3 Mit jeder Einatmung ziehst du die Ellbogen nach vorn oben und hebst gleichzeitig das Brustbein.

Schritt 4 Mit jeder Ausatmung ziehst du die Schultern nach unten Richtung Steißbein und den Bauchnabel zur Wirbelsäule. Halte diese Position für drei Atemzüge. Wiederhole die Übung auf der anderen Seite.

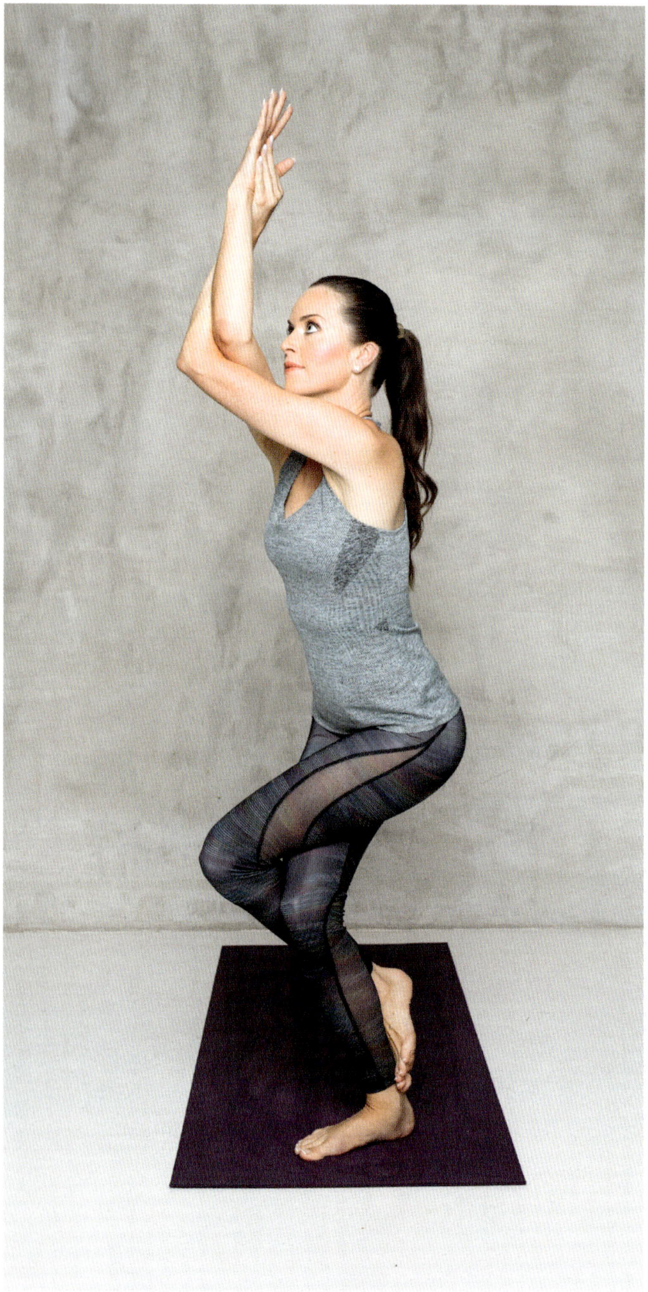

Übungsziel – Die Asana baut Gleichgewicht und Kraft auf, dehnt den Rücken und das Gesäß und regt die Produktion von Hormonen an, die an der Fettverbrennung beteiligt sind.

Weite stehende Vorbeuge

— Prasarita Padottanasana —

Vorbeugen — Vorbeugen haben beruhigende Wirkung. Sie strecken Wirbelsäule, Gelenke und Bänder. Ihre entspannende Wirkung auf das sympathische Nervensystem kann das Abnehmen fördern.
Übungsziel — Die Asana strafft Beine und Gesäß.

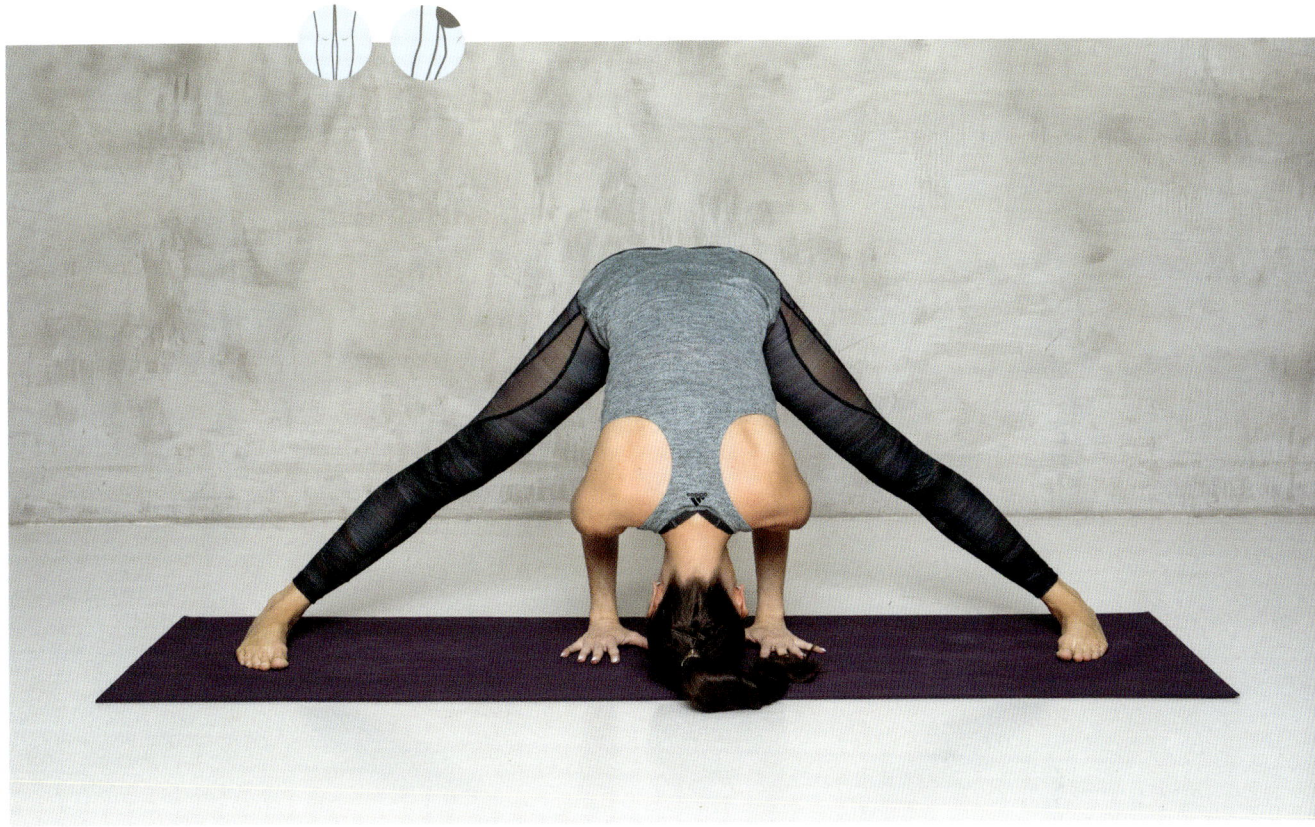

Schritt 1 Beginne in der **Berghaltung** → S. 14.

Schritt 2 Greife mit deinen Händen an deine Taille und stelle deine Beine auf einer Linie einen bis anderthalb Meter weit auseinander. Strecke die Arme zur Seite aus und kontrolliere den Abstand der Füße. Die Füße sollten unter den Handgelenken stehen.

Schritt 3 Die Beinmuskulatur ist aktiviert. Drücke die Außenkanten deiner Füße in den Boden.

Schritt 4 Ziehe mit der Ausatmung den Bauchnabel Richtung Wirbelsaule und beuge den Oberkörper aus der Hüfte heraus gerade nach vorne unten. Führe die Arme ausgestreckt nach unten und stelle die Hände schulterbreit geöffnet neben dem Kopf ab. Der Rücken ist lang, der Kopf zieht nach unten. Verlagere das Gewicht leicht auf die Zehen.

Schritt 5 Verweile für drei Atemzüge in dieser Position und drücke deine Füße aktiv in den Boden.

Dreibeiniger Hund

— Adho Mukha Svanasana —

Übungsziel — Die Asana dehnt und kräftigt Arme, Schultern und Rücken und dehnt die Rückseite des Körpers.

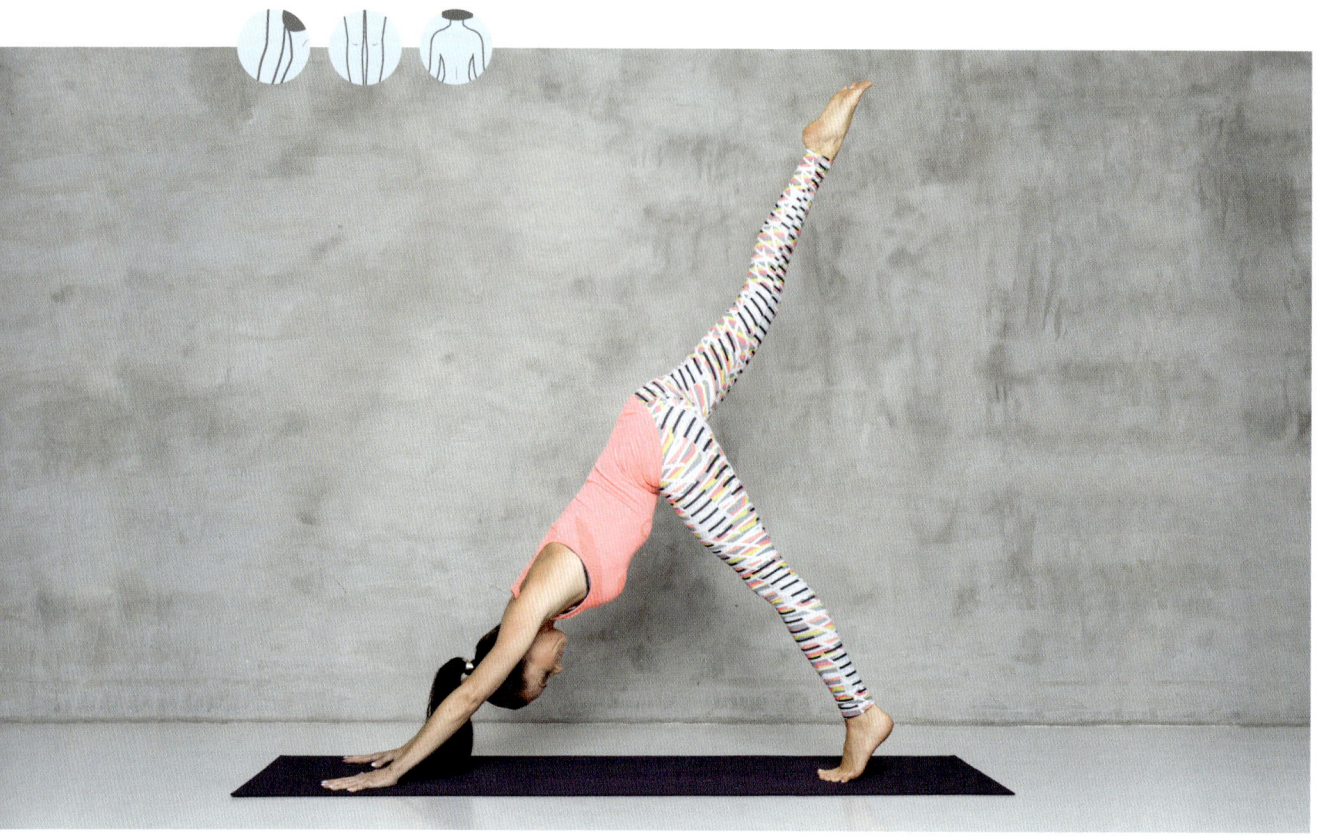

Schritt 1 Beginne im **Herabschauenden Hund** → S. 17.

Schritt 2 Hebe mit der Einatmung dein rechtes Bein gerade ganz weit nach hinten, die Hüfte bleibt geschlossen und die Schultern bilden eine Linie. Verweile für drei Atemzüge in dieser Position.

Schritt 3 Strecke dein Bein noch etwas höher und stemme deine Hände dabei fest in den Boden. Hebe die Ferse des linken Fußes an.

Schritt 4 Verweile für fünf Atemzüge in dieser Position und wiederhole die Abfolge auf der anderen Seite.

Halbe Vorbeuge

— Ardha Uttanasana —

Übungsziel — Die Asana strafft Arme und Gesäß und stärkt und dehnt die Beine.

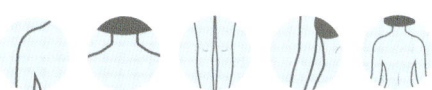

Schritt 1 Stelle dich aufrecht hin, deine Füße sind hüftbreit geöffnet und atme ein.

Schritt 2 Atme aus und lasse dich nach vorne sinken. Beuge die Knie dabei so stark, dass kein Spannungsgefühl im unteren Rücken auftritt.

Schritt 3 Mit der nächsten Einatmung hebst du deinen Oberkörper zur Hälfte an, bis der Rücken ganz lang ist, und streckst deine Beine. Deine Fingerspitzen berühren dabei entweder den Boden oder du drückst dich mit den Handflächen von deinen Schienbeinen oder Oberschenkeln ab. Wichtig ist, dass du auch die Vorderseite deines Körpers streckst, indem du dein Brustbein nach unten ziehst und deinen Blick nach vorne richtest. Der Nacken bleibt lang.

Schritt 4 Verweile für drei bis fünf Atemzüge in dieser Position.

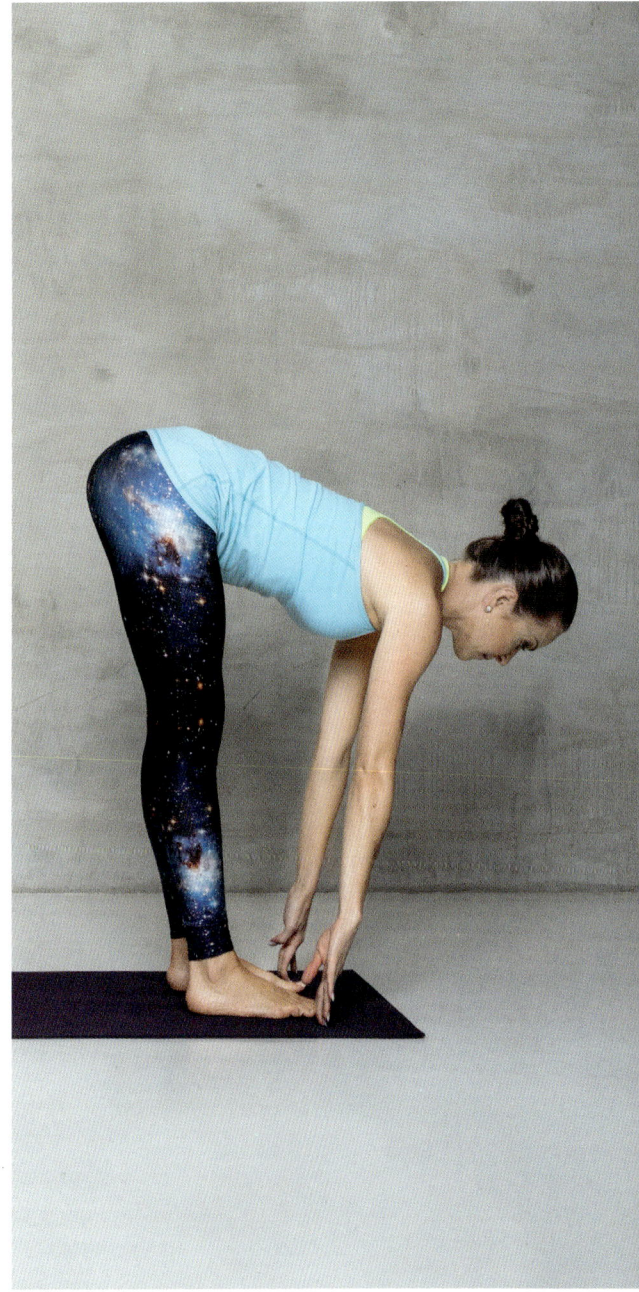

Krähe

— Kakasana —

Übungsziel — Die Asana stärkt die Arme und die Bauchmuskeln.

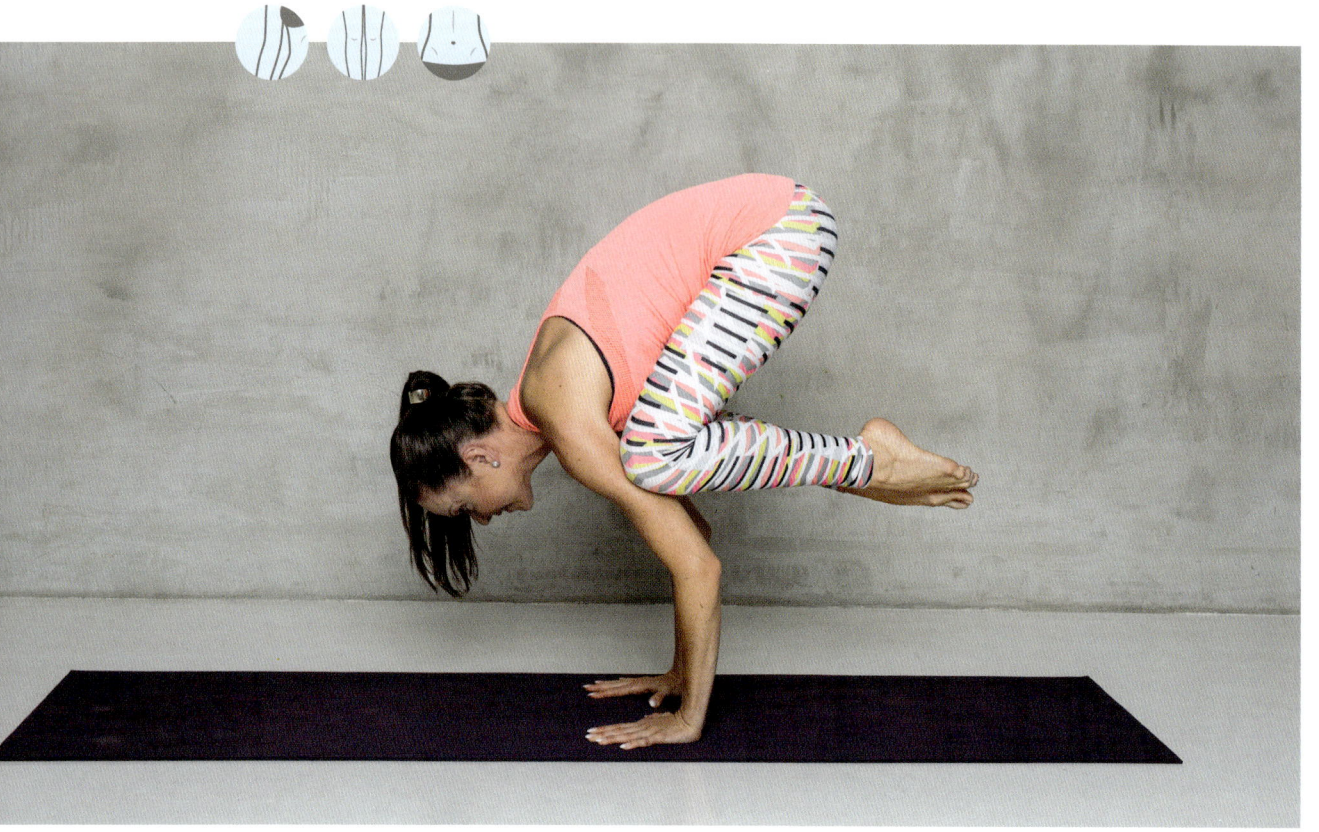

Schritt 1 Gehe in die Hocke. Füße sind hüftbreit aufgestellt, Fersen angehoben. Bringe deine Hände zwischen die Beine und unter die Schultern. Finger sind weit gespreizt. Lasse die Arme dabei angewinkelt.

Schritt 2 Strecke die Beine so weit wie möglich. Berühre mit den Knien die Außenseite der Arme und fixiere die Knie unterhalb der Achseln. Presse Knie und Oberarme fest gegeneinander. Hebe nun deinen Beckenboden an. Dein Blick ist nach vorn gerichtet. Die Bauchmuskeln sind angespannt.

Schritt 3 Hebe nun einen Fuß nach dem anderen ab. Alle Muskeln sind aktiviert.

Schritt 4 Versuche, die Balance zu halten, fixiere dazu am besten einen Punkt auf dem Boden.

Schritt 5 Atme gleichmäßig ein und aus und entscheide selber, wann du dein Gewicht wieder leicht nach hinten verlagerst, um die Position zu verlassen.

Pyramide

— Pasvottanasana —

Übungsziel — Die Asana strafft die Bauchmuskeln, dehnt die Oberschenkel- und Brustmuskeln und regt die Magentätigkeit an.

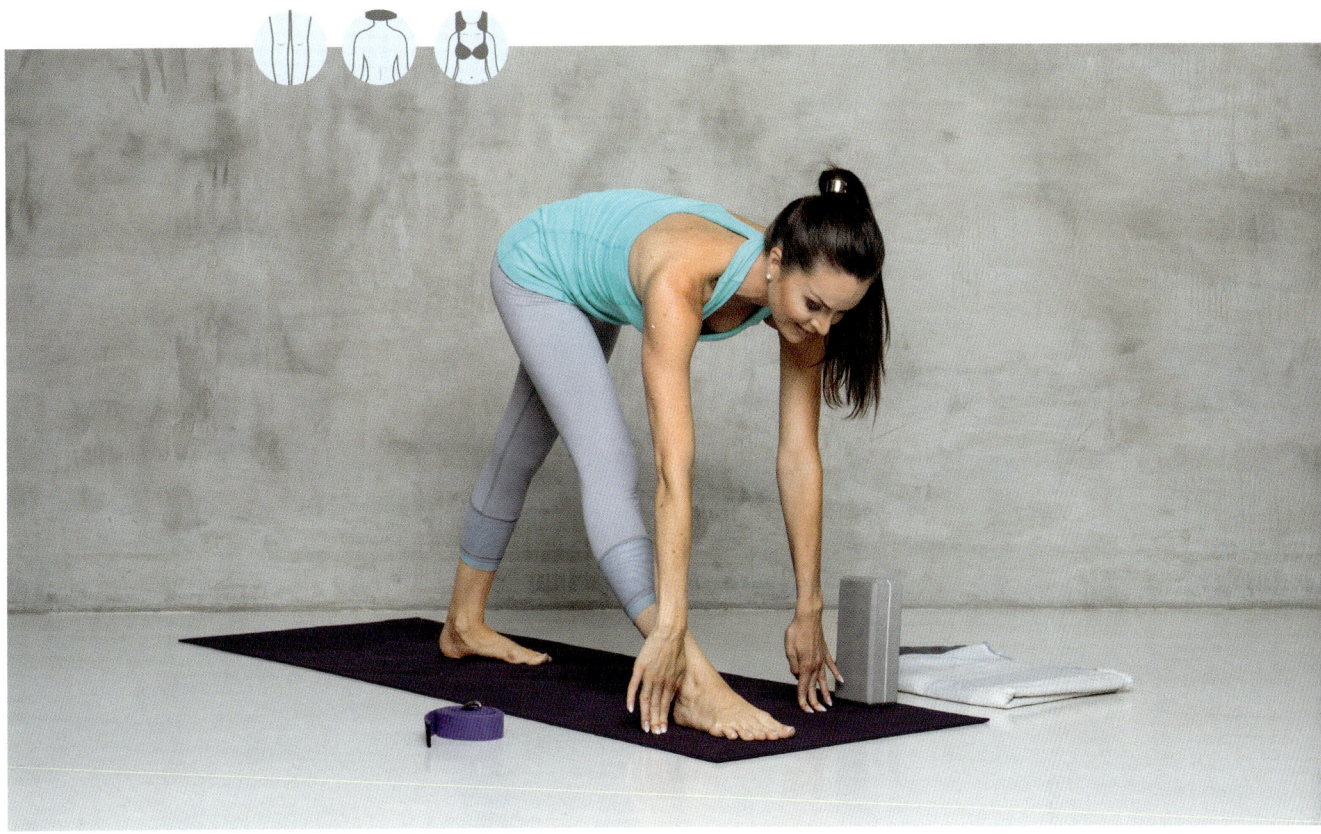

Schritt 1 Beginne in der **Berghaltung** → S. 14. Beide Füße stehen nebeneinander. Entspanne deinen Körper.

Schritt 2 Mache mit deinem linken Fuß einen großen Ausfallschritt, sodass deine Füße etwa einen Meter auseinander stehen. Die Füße stehen hüftbreit und nicht auf einer Linie. Die Hüftknochen zeigen nach vorne.

Schritt 3 Drücke den Ballen des rechten großen Zehs in den Boden und beuge dich mit langem Rücken über das rechte Bein nach vorne.

Schritt 4 Setze die Fingerspitzen auf einem Yoga-Klotz oder vor dem rechten Fuß am Boden ab. Mit der Einatmung streckst du den Rücken lang und ziehst mit dem Brustbein nach vorn.

Schritt 5 Atme aus und lasse den Oberkörper tiefer zum vorderen gestreckten Bein sinken.

Schritt 6 Verweile für sechs Atemzüge in dieser Position und ziehe dich langsam wieder nach oben. Wiederhole die Abfolge auf der anderen Seite.

Tisch

— Purvottanasana —

— Rückbeugen sind stark energetisierend und fokussieren. Die Streckung der Brustwirbelsäule nach hinten stärkt Rücken- und Rumpfmuskulatur, strafft die Bauchmuskeln und dehnt die Oberschenkel.
Übungsziel — Die Asana dehnt den Bauch und stabilisiert die Wirbelsäule.

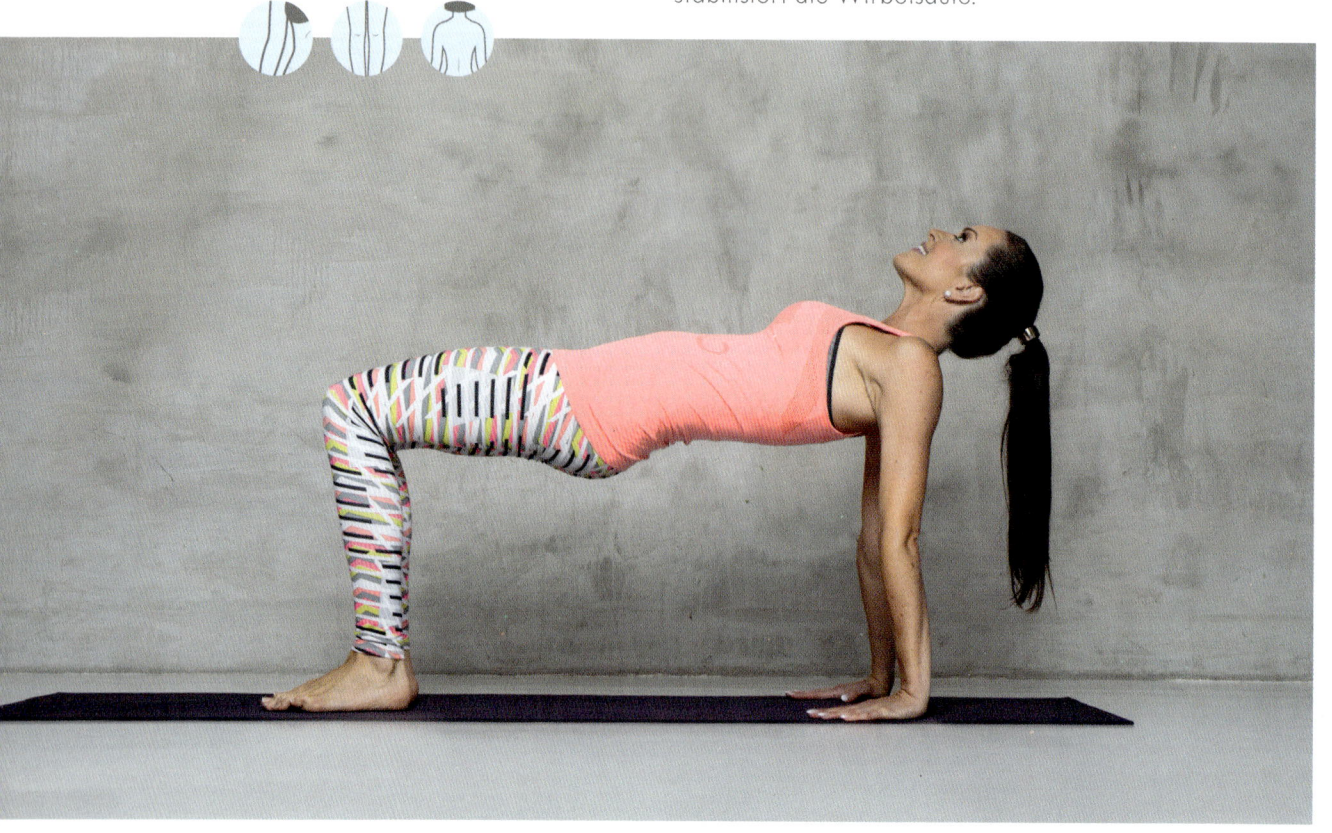

Schritt 1 Setze dich mit ausgestreckten Beinen auf den Boden.

Schritt 2 Setze deine Hände etwa eine Handbreit hinter deinem Gesäß auf. Deine Finger können nach vorne oder hinten zeigen, aber nicht zur Seite.

Schritt 3 Mit der Einatmung baust du in deinen Händen und Füßen Druck auf und hebst das Becken und deine Beine vom Boden weg. Deinen Kopf und deine Schultern lässt du dabei vorsichtig nach hinten hängen. Achtung: Bei Nacken- und Schulterproblemen richtest du den Blick nach vorne. Achte darauf, dass deine Fußsohlen flach auf dem Boden stehen. Die Knie sind gerade nach vorne ausgerichtet. Verweile zwei Atemzüge in dieser Position.

Heuschrecke

— Shalabhasana —

Übungsziel — Die Asana dehnt und kräftigt den Schultergürtel und fördert deine aufrechte Körperhaltung.

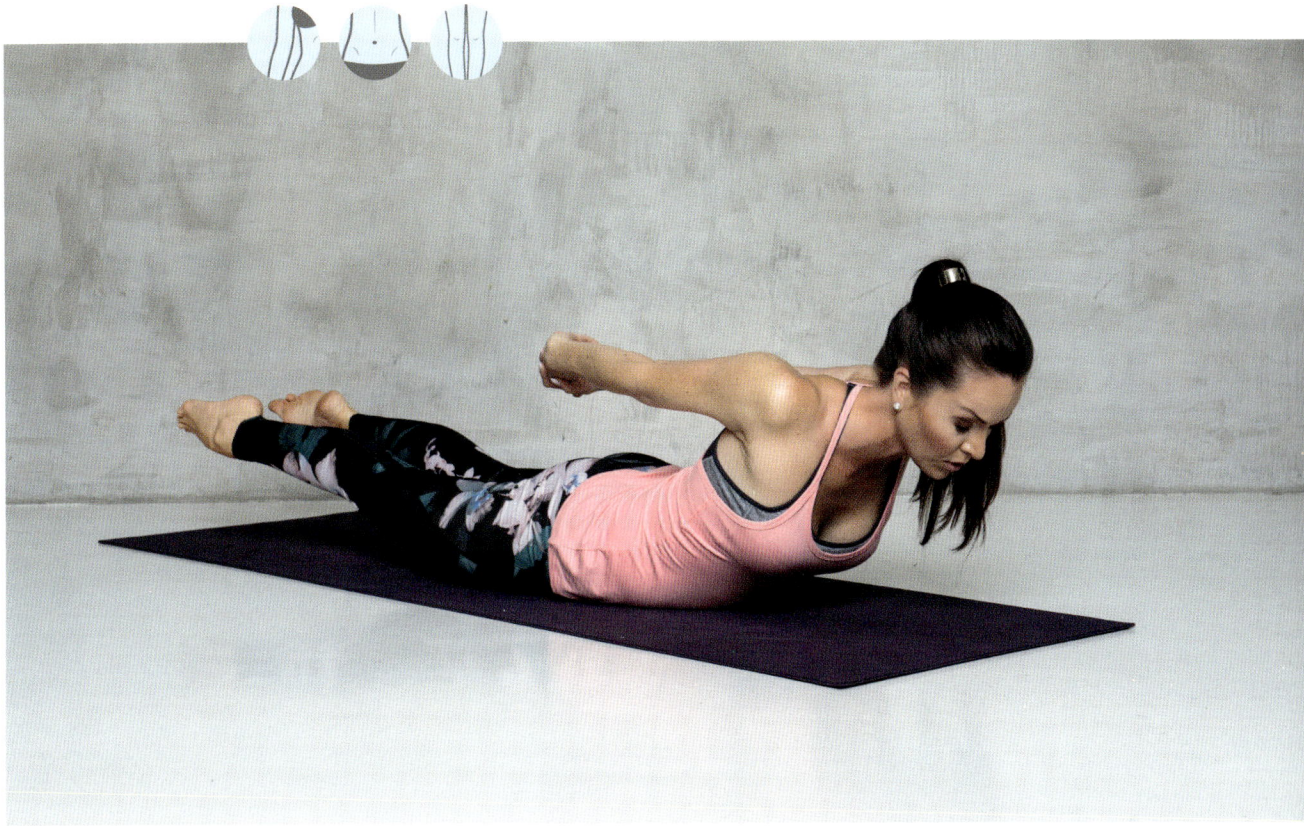

Schritt 1 Begib dich in Bauchlage auf die Yoga-Matte und lege deine Stirn auf dem Boden ab. Arme liegen am Körper. Die Zehen lang ausgleiten lassen.

Schritt 2 Mit der Einatmung hebst du Brust, Arme und Beine vom Boden ab. Dein Herz zieht nach vorne, Fingerspitzen und Fußballen ziehen nach hinten. Die Schulterblätter ziehen im Rücken zueinander und nach unten. Die Beine sind aktiv und die Füße hüftbreit geöffnet.

Wenn du magst, verschränkst du nun die Hände hinter dem Rücken und ziehst dich noch ein Stückchen höher.

Schritt 3 Verweile für drei bis fünf Atemzüge in dieser Position.

Schritt 4 Lasse langsam Arme, Beine, Schultern und Kopf wieder absinken.

Wild Thing

— Camatkarasana —

Übungsziel — Die Asana strafft und kräftigt Arme, Bauch, Rücken und Beine. Die Vorderseite des Körpers wird gedehnt.

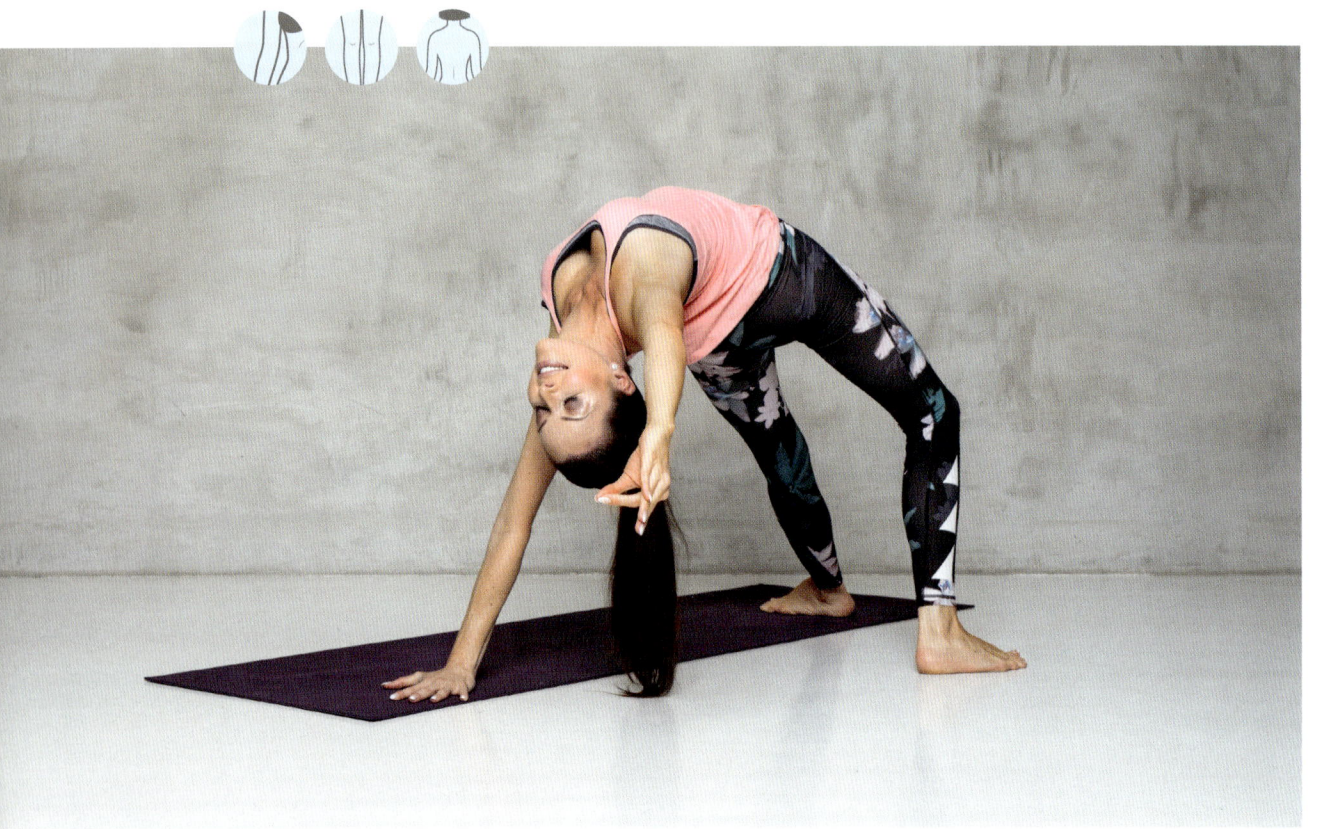

Schritt 1 Beginne in der Position **Herabschauender Hund** → S. 17.

Schritt 2 Strecke mit der Einatmung dein rechtes Bein nach hinten und oben.

Schritt 3 Beuge mit der Ausatmung das gehobene Bein und öffne deine Hüfte zur Seite.

Schritt 4 Verlagere mit der Einatmung dein Gewicht auf deine linke Hand und stelle deinen rechten Fuß hinter das linke Knie.

Schritt 5 Drücke mit der Ausatmung deinen rechten Fuß in den Boden, lasse dabei dein Knie gebeugt.

Schritt 6 Hebe mit der Einatmung deine Hüfte weit nach oben und ziehe deinen rechten Arm über deinen Kopf weit nach hinten.

Schritt 7 Verweile für drei bis fünf Atemzüge in dieser Position. Wiederhole die Asana auf der anderen Seite. Um kontrolliert aus der Übung herauszukommen, aktiviere die Bauchmuskeln und komme in die **Schiefe Ebene** → S. 44.

Kamel

— Ustrasana —

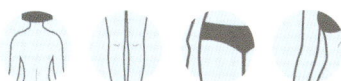

Übungsziel — Die Asana strafft die Oberschenkel, den Bauch und das Gesäß, regt den Kreislauf an und stärkt den Rücken.

Schritt 1 Begib dich in den **Fersensitz** → S. 53.

Schritt 2 Knie dich aufrecht hin, dabei sind deine Fußrücken geerdet, deine Beine sind hüftbreit geöffnet. Dein Oberkörper ist gestreckt, ziehe deine Schulterblätter zueinander. Stülpe deine Zehen um.

Schritt 3 Bilde mit deinen Händen Fäuste und lasse die Daumen frei.

Schritt 4 Spanne deine Oberschenkel und dein Gesäß an und hebe deinen Beckenboden an. Das Steißbein kippt zum Boden. Bringe deine Fäuste an den unteren Rücken. Ellbogen nach hinten.

Schritt 5 Die Beinmuskeln sind aktiviert, so schützt du deinen unteren Rücken. Beginne dein Herz zu heben, indem du dich Wirbel für Wirbel nach hinten beugst. Achtung: Im unteren Rücken darf nichts wehtun.

Schritt 6 Verweile für fünf bis sieben Atemzüge in dieser Position. Aktiviere die Oberschenkel und komm mit dem Oberkörper nach vorne um die Übung zu beenden.

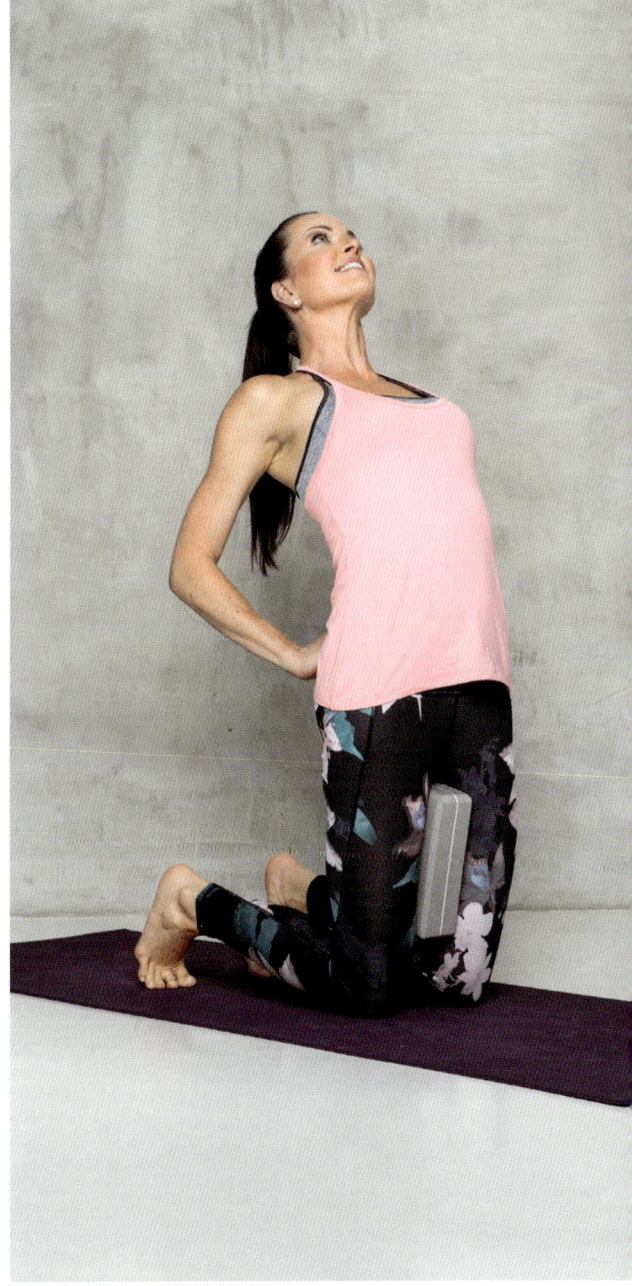

Bogen

— Dhanurasana —

Übungsziel — Die Asana strafft das Gesäß, stärkt die Bauchmuskeln, dehnt den Rücken und regt die Verdauung an.

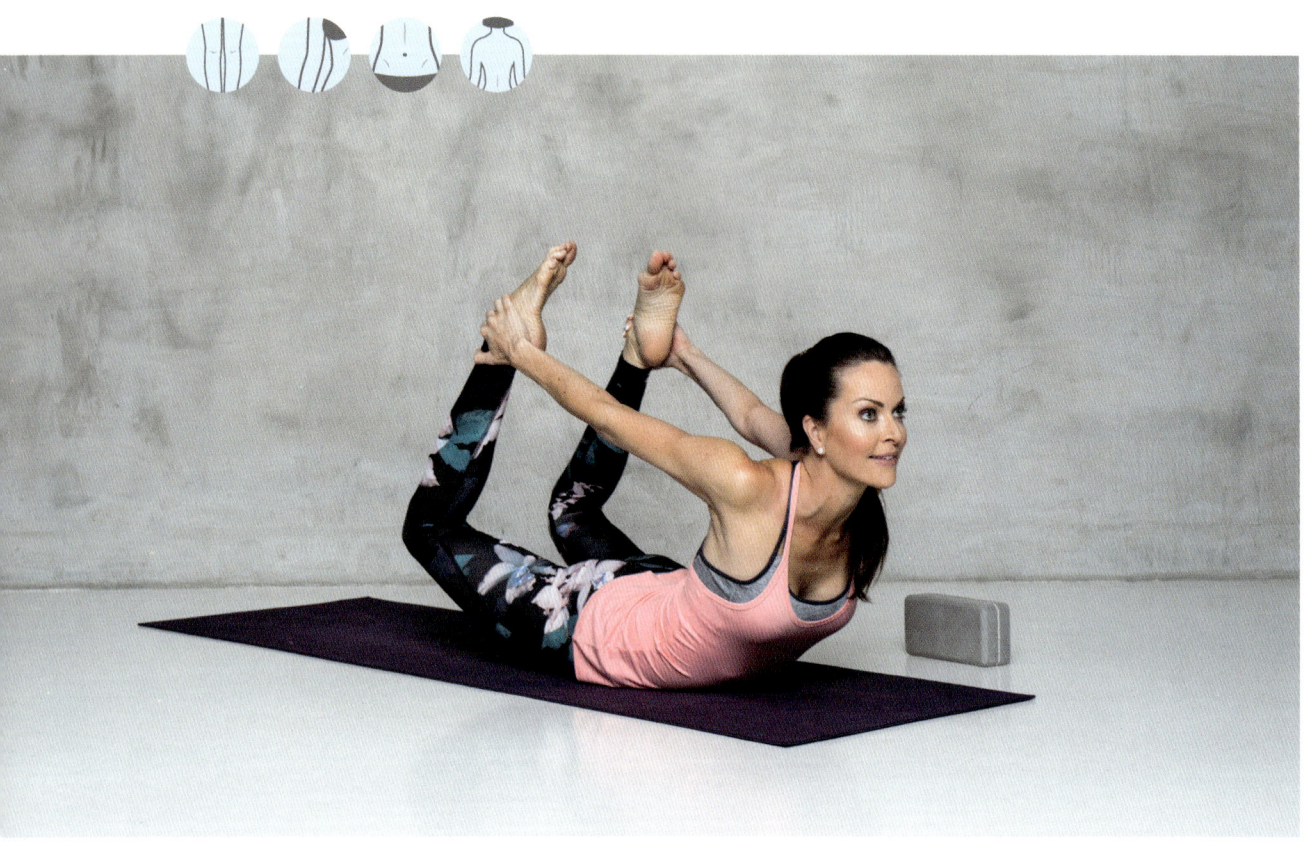

Schritt 1 Lege dich auf den Bauch, Arme und Hände liegen neben dem Körper, deine Handflächen zeigen nach oben.

Schritt 2 Beuge deine Knie und bringe deine Fersen so nah wie möglich an dein Gesäß. Drücke dein Schambein zum Boden.

Schritt 3 Hebe deine Hände und umgreife deine Fußgelenke.

Schritt 4 Bewege mit der Einatmung deine Fersen vom Gesäß weg und hebe deine Oberschenkel an. Durch den Gegenzug hebt dein Oberkörper vom Boden ab. Die Schienbeine ziehen nach hinten.

Schritt 5 Hebe deinen Brustkorb, schiebe deine Schulterblätter zusammen und drücke dabei deine Schultern nach unten, weg von den Ohren. Deine Arme sind gestreckt.

Schritt 6 Hebe mit der Ausatmung deine Hüfte ein wenig an, dein Rücken bleibt dabei entspannt. Ziehe mit der Ausatmung den Bauchnabel zur Wirbelsäule.

Schritt 7 Hebe deinen Kopf an und richte deinen Blick nach vorne. Dein Bauch ist gespannt und auf den Boden gedrückt.

Schritt 8 Verweile sieben Atemzüge in dieser Position.

Schulterbrücke

— Setu Bandha Sarvangasana —

Übungsziel — Die Asana strafft Gesäß und Beine, dehnt Brust, Hals, Rücken und Hüfte.

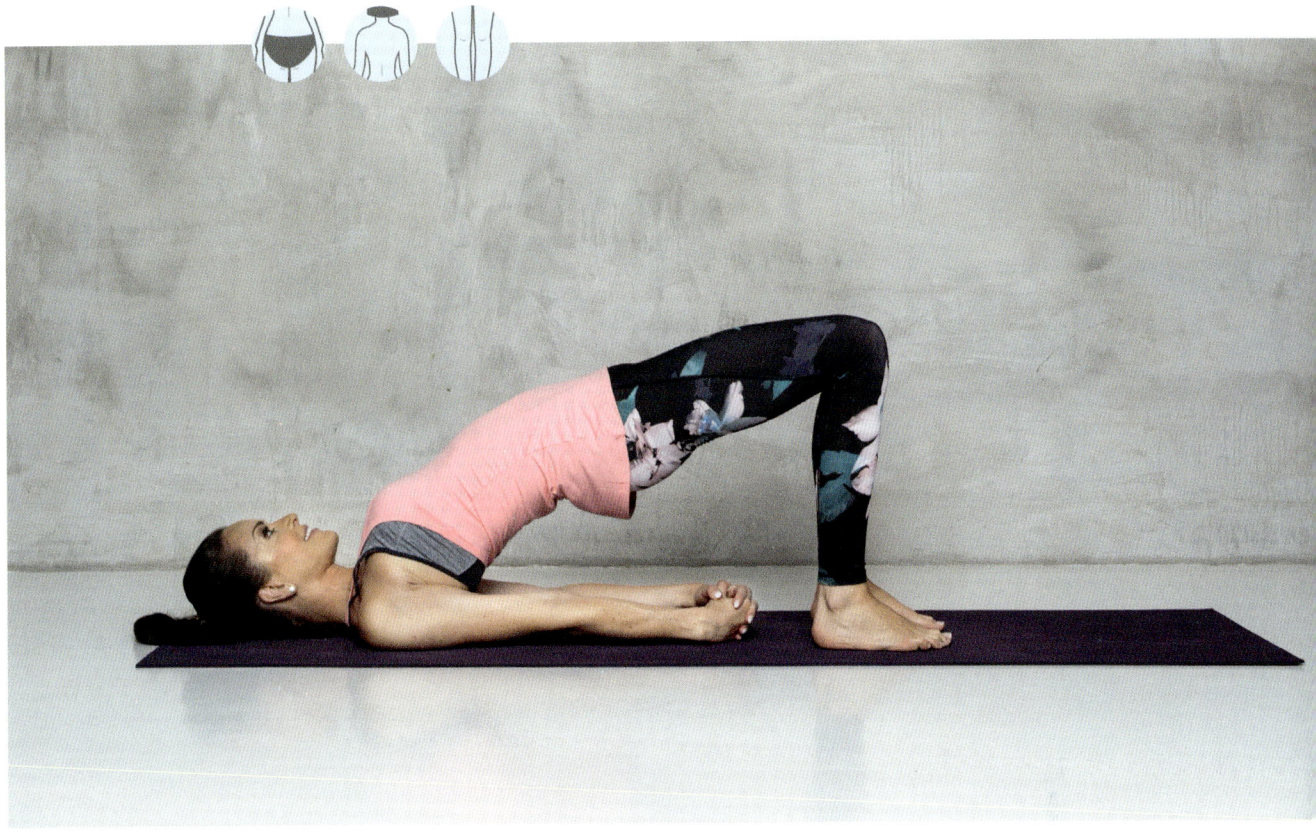

Schritt 1 Begib dich in Rückenlage. Die Füße sind hüftbreit aufgestellt, die Zehen zeigen gerade nach vorne.

Schritt 2 Mit der Einatmung stemmst du die Füße in den Boden und hebst das Becken und den Rücken vom Boden ab.

Schritt 3 Verschränke unter dem Rücken die Hände und ziehe die Schultern zusammen. Die Knie sind hüftbreit geöffnet und gerade nach vorne ausgerichtet. Das Gesicht und der Nacken bleiben entspannt. Das Brustbein hebt sich mit jeder Einatmung Richtung Kinn. Mit jeder Ausatmung drückst du die Fußsohlen bewusst

in den Boden und hebst das Becken noch ein bisschen mehr.

Schritt 4 Verweile fünf Atemzüge in dieser Position und lasse deine Hüfte wieder langsam auf den Boden sinken, nachdem du die Hände gelöst hast.

Rad

— Urdhva Dhanurasana —

Übungsziel — Die Asana strafft den gesamten Körper, dehnt die Vorderseite und regt die Verdauung und Entgiftungsprozesse an.

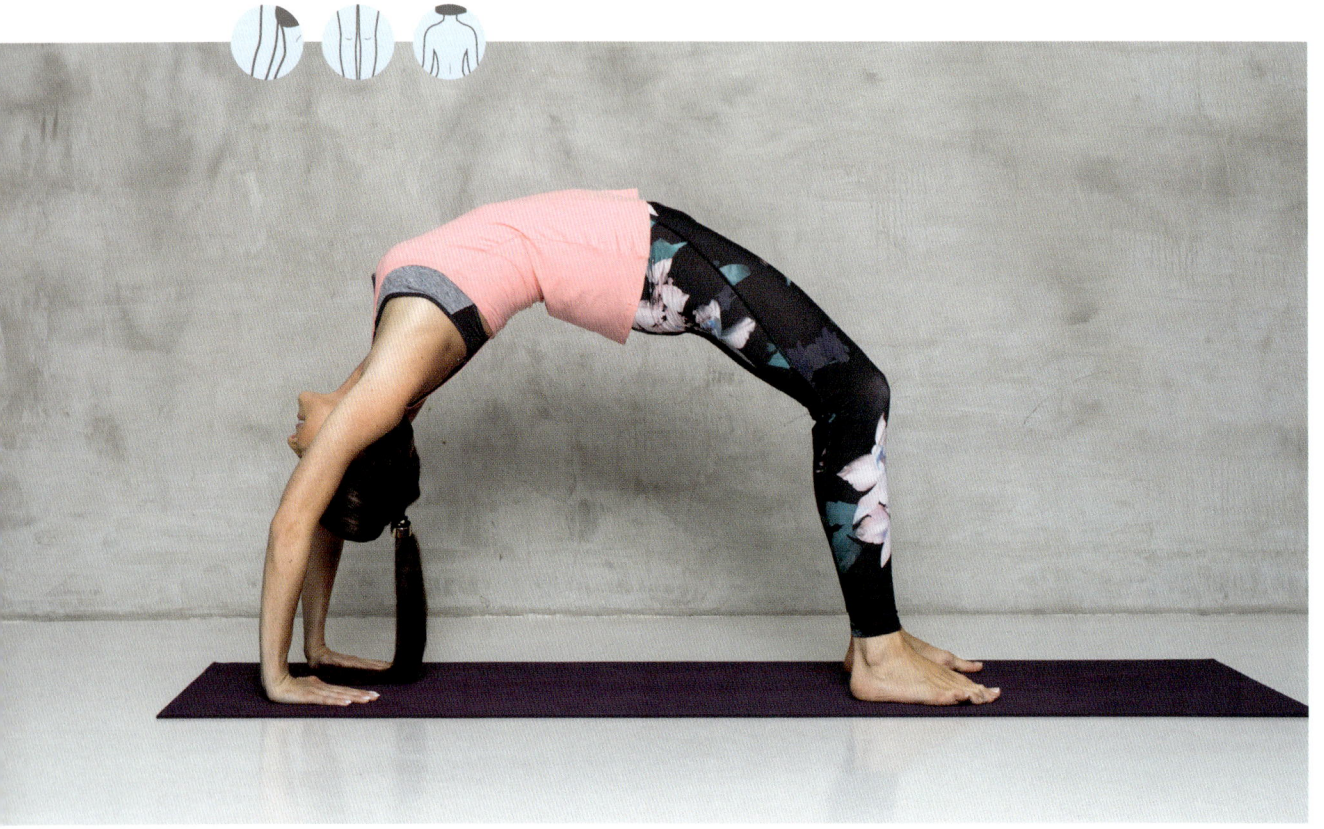

Schritt 1 Beginne in Rückenlage. Stelle deine Füße hüftbreit auf, die Zehen zeigen gerade nach vorne.

Schritt 2 Stelle deine Handflächen so neben deinen Ohren auf, dass die Finger Richtung Schulter zeigen.

Schritt 3 Atme ein und drücke Hände und Füße in den Boden. Schiebe deine Hüfte so weit nach oben, dass du deinen Kopf auf dem Boden aufsetzen kannst.

Schritt 4 Mit der Ausatmung kontrollierst du die Position von Händen und Füßen.

Schritt 5 Mit der nächsten Ausatmung drückst du die Handflächen fest in den Boden und streckst Arme und Beine. Deine Oberschenkel sind aktiviert, der Kopf hängt nach unten. Mit jeder Einatmung hebt sich das Brustbein. Gleichzeitig ziehen die Knie und Oberschenkel in die Gegenrichtung.

Schritt 6 Verweile für drei Atemzüge in dieser Position. Zieh dann dein Kinn zur Brust, setz deinen Kopf auf und roll dich wieder in Rückenlage.

Liegendes Krokodil

— Jathara Parivartanasana —

Twists — Bei Rotationen saugen sich die Bandscheiben mit frischer Flüssigkeit voll, das hält die Wirbelsäule flexibel und Verspannungen werden gelöst. Leber, Milz und Niere werden angeregt.
Übungsziel — Die Asana dehnt Gesäß und Beine und entlastet die Lendenwirbelsäule.

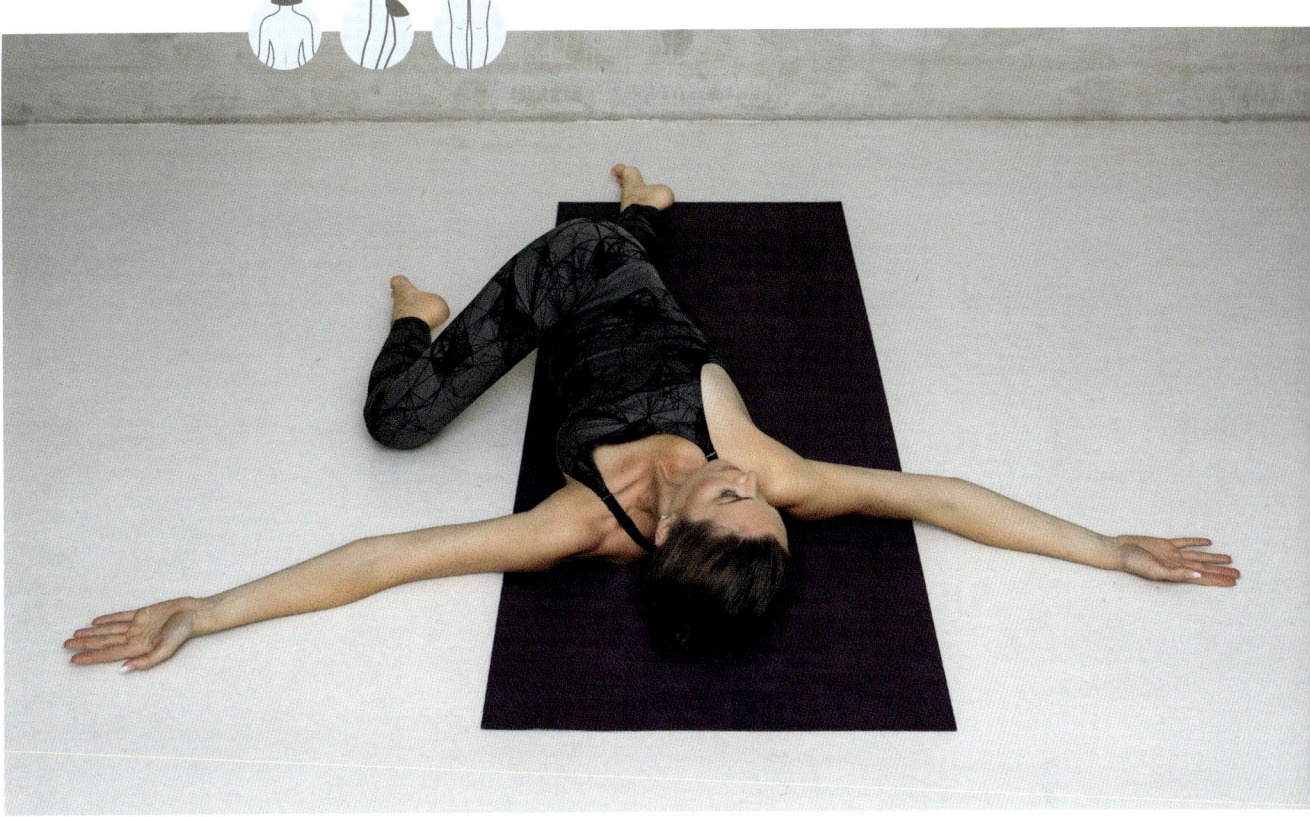

Schritt 1 Lege dich in Rückenlage flach auf die Yoga-Matte.

Schritt 2 Ziehe das rechte Knie an die Brust, das linke Bein bleibt ausgestreckt liegen. Strecke die Arme zur Seite aus. Deine Handflächen zeigen nach oben.

Schritt 3 Atme aus und lege das angezogene Knie auf der linken Seite neben dem Körper ab. Die Fußspitze zeigt nach unten.

Schritt 4 Drehe nun deinen Kopf auf die rechte Seite. Es ist nicht schlimm, wenn das Knie sich dabei vom Boden löst, deine Schultern sollten aber beide den Boden berühren. Verweile für sieben Atemzüge in dieser Position.

Schritt 5 Atme ein und kehre wieder zurück zur Mitte. Wiederhole die Abfolge auf der anderen Seite.

Gedrehtes Dreieck

— Parivrtta Trikonasana —

Übungsziel — Die Asana stärkt das Zentrum, dehnt Oberschenkel und Waden und streckt die Rückenmuskulatur.

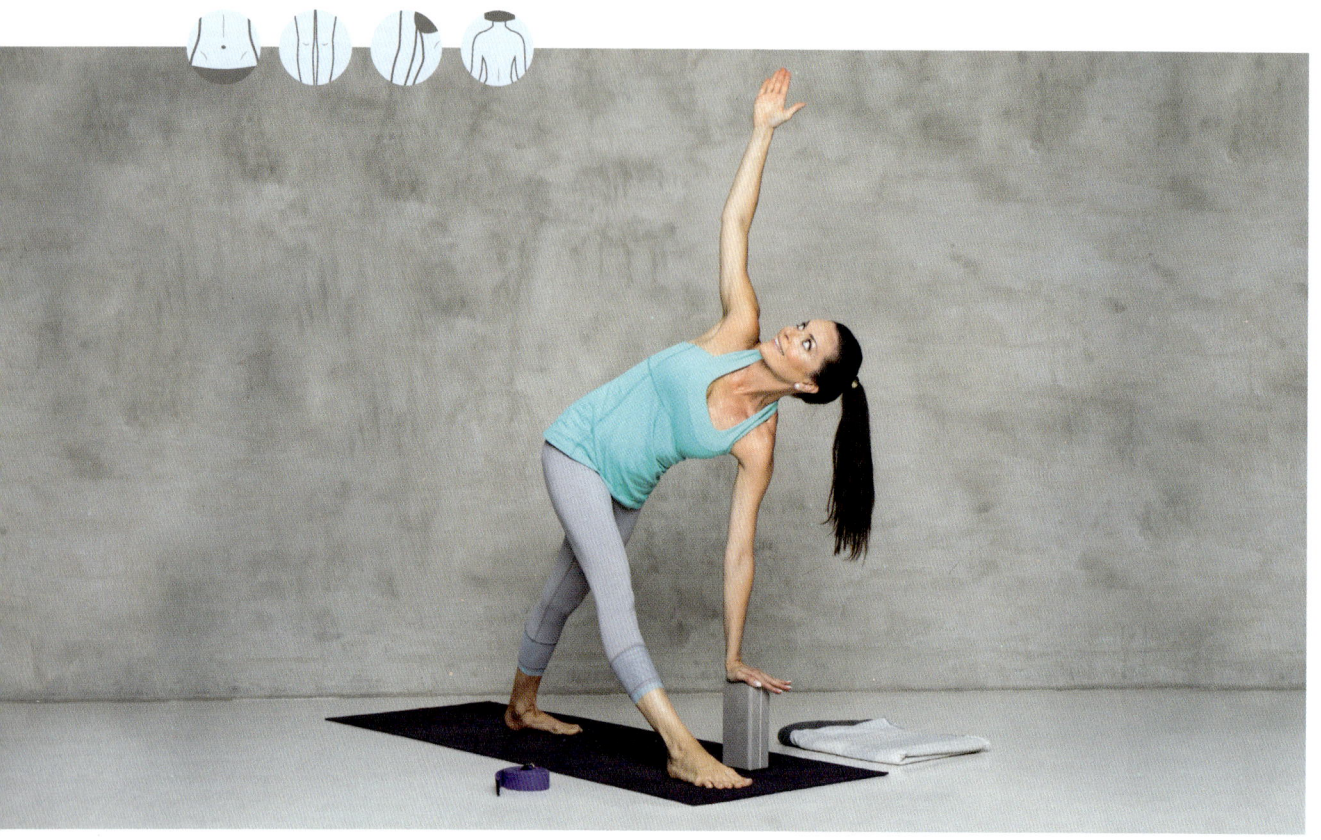

Schritt 1 Begib dich in die Position **Krieger 2** → S. 22.

Schritt 2 Strecke deine Arme gerade nach rechts und links aus, deine Handflächen zeigen dabei nach unten.

Schritt 3 Gehe beim Einatmen mit deinem Oberkörper nach vorne und mache den Rücken lang. Deine Beine sind aktiviert; die Kniescheiben ziehen nach oben.

Schritt 4 Lege die rechte Hand auf dein Kreuzbein. Dadurch erhöhst du die Stabilität. Setze die linke Hand innen neben dem rechten Fuß oder auf einem Yoga-Klotz ab.

Schritt 5 Mit der Einatmung hebst du das Brustbein und ziehst den Rücken lang. Atme aus und öffne den Brustkorb.

Schritt 6 Einatmen, den rechten Arm nach oben strecken und den Brustkorb weiten. Beim Ausatmen die Rotation vertiefen. Achte darauf, dass deine Füße geerdet sind, die Beinmuskulatur aktiv ist, der Rücken lang und der Nacken nicht blockiert ist. Verweile für drei Atemzüge in dieser Position. Wiederhole die Asana auf der anderen Seite.

Stützhaltungen

Vierfüßlerstand

— Goasana —

Stützhaltungen — Stützhaltungen zentrieren uns und erwecken unsere innere Kraft. Sie bringen Arme und Beine, aber auch Bauch und Rücken in Form.
Übungsziel — Die Asana kräftigt und strafft Arme und Beine.

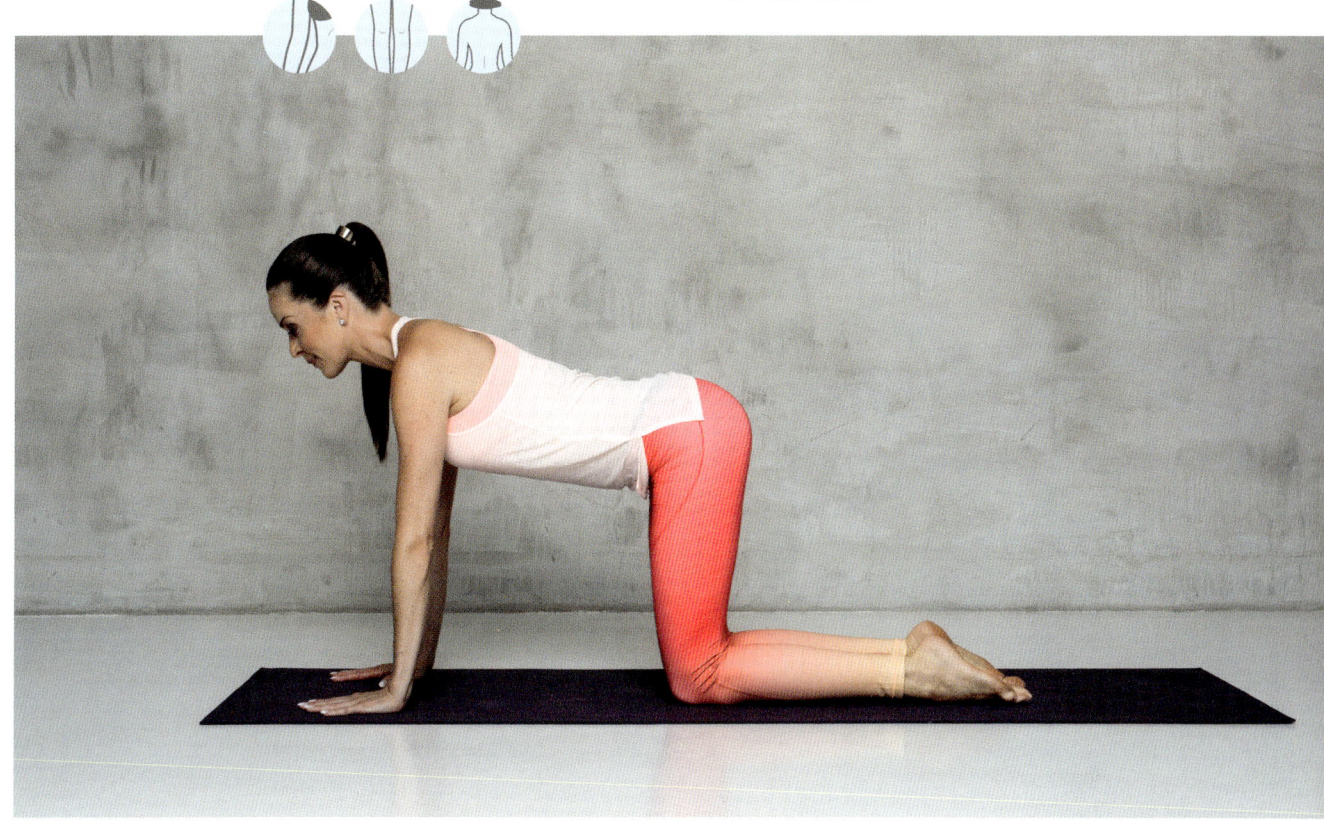

Schritt 1 Begib dich in den **Fersensitz** → S. 53.

Schritt 2 Hebe dein Gesäß an, beuge dich nach vorne und stelle deine Arme senkrecht auf dem Boden ab. Kontrolliere, ob deine Finger breit gefächert auf den Boden gedrückt sind, deine Knie unter deiner Hüfte und deine Hände unter deinen Schultern stehen, und passe gegebenenfalls deine Position an. Verweile für vier Atemzüge in dieser Position.

Schiefe Ebene

— Purvotthasana —

Übungsziel — Die Asana strafft und stärkt Arme, Beine, Gesäß und Bauch.

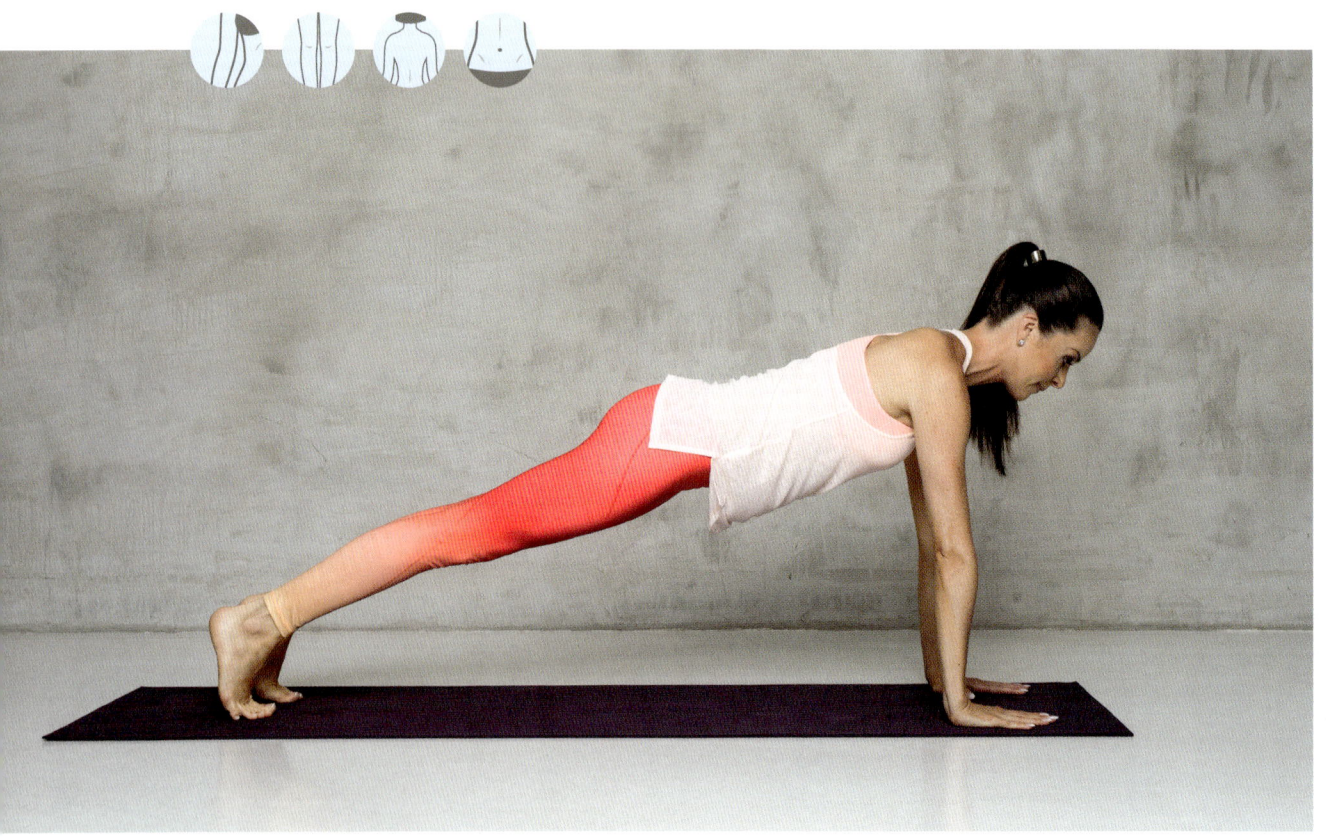

Schritt 1 Trete aus dem **Vierfüßlerstand** → S. 43 nach hinten heraus. Die Fersen ziehen nach hinten. Dein Kopf zieht nach vorne. Deine Hände stehen gerade unter den Schultern. Dein Körper bildet von den Fersen bis zum Kopf eine Linie. Nicht durchhängen und nicht das Gesäß hochdrücken. Der Bauchnabel zieht aktiv zur Wirbelsäule.

Schritt 2 Verweile für drei bis fünf Atemzüge in dieser Position.

Seitliche Bretthaltung

— Vashisstasana —

Übungsziel — Die Asana baut Kraft auf, stärkt den ganzen Körper, fördert das Gleichgewicht, trainiert die Muskelausdauer und strafft das Gewebe.

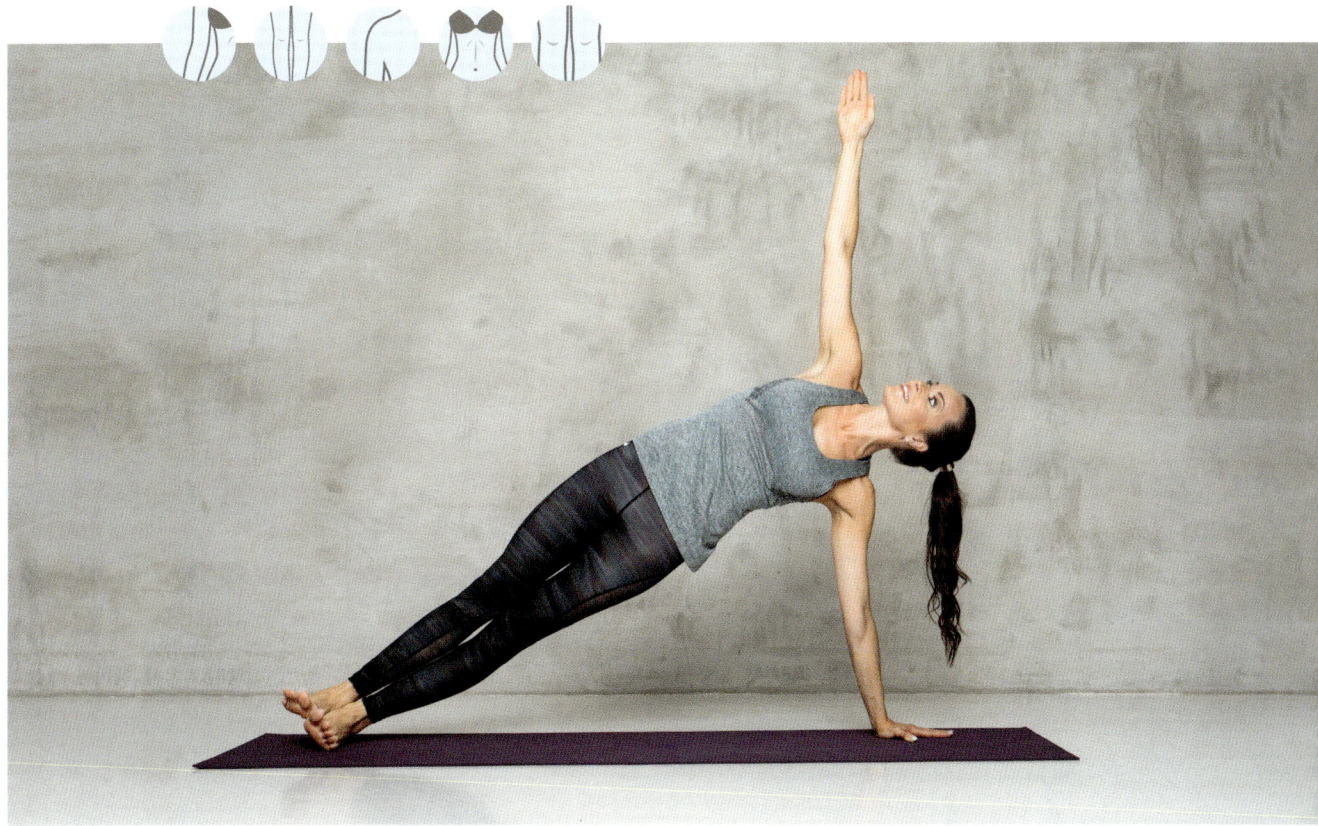

Schritt 1 Beginne im **Yoga-Liegestütz** → S. 18.

Schritt 2 Gehe in die seitliche Bretthaltung, indem du dein Gewicht auf deine linke Hand und die Außenkante deines linken Fußes verlagerst. Lege deinen rechten Fuß auf dem linken ab und halte beide Füße geflext. Fällt dir das schwer, kannst du das untere Knie zum Boden bringen (im Bild nicht zu sehen).

Schritt 3 Strecke deinen rechten Arm hoch nach oben. Richte deinen Blick dabei auf deinen rechten Daumen und hebe deine Hüfte nach oben. Ziehe die untere Schulter weg von den Ohren. Verweile für mindestens drei tiefe Atemzüge in dieser Position. Wiederhole die Asana auf der anderen Seite.

Delphin

— Shishumarasana —

Übungsziel — Die Asana stärkt den ganzen Körper, insbesondere Bauch und Rücken. Sie stärkt Arme und Schultern, öffnet und dehnt die Körperrückseite.

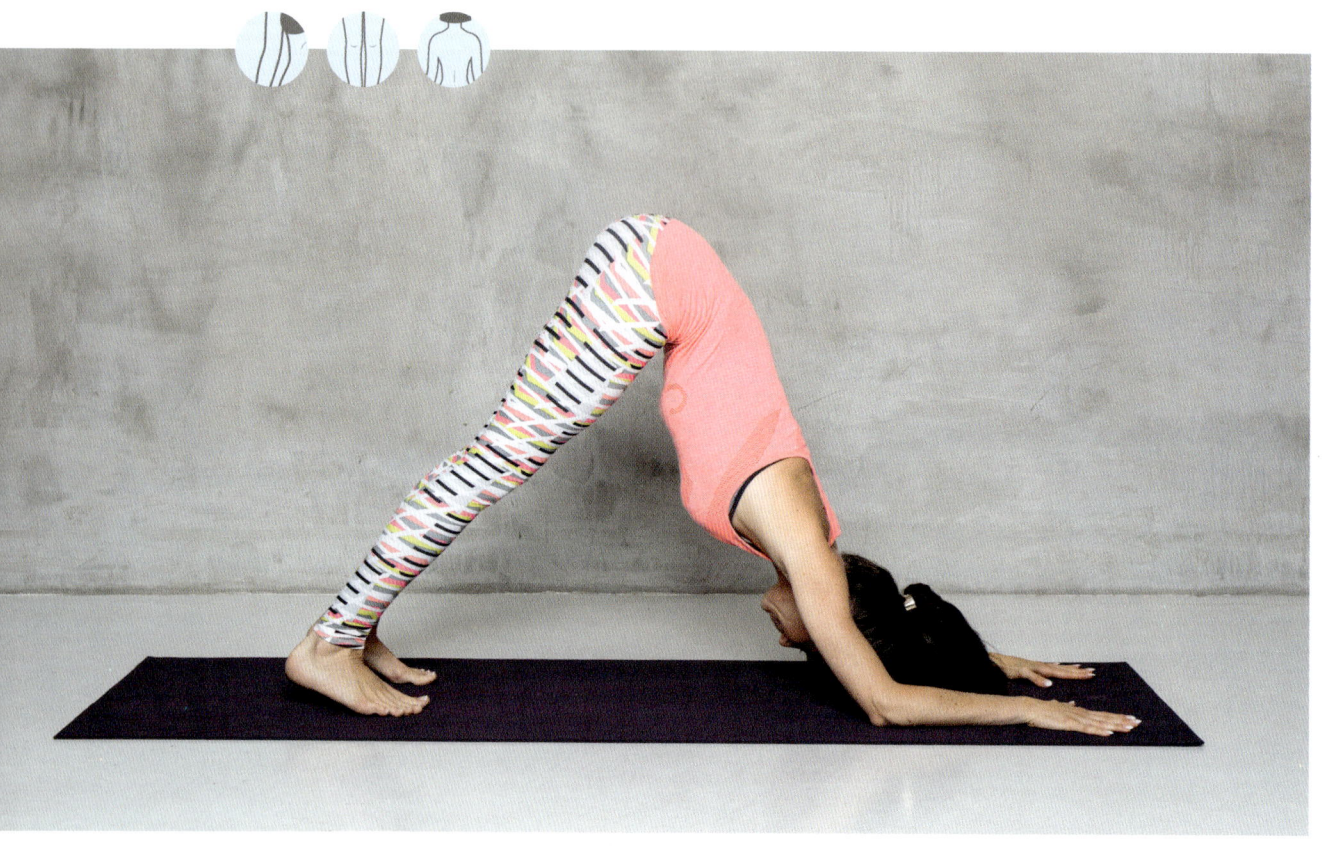

Schritt 1 Setze dich in den **Fersensitz** → S. 53 und umfasse mit deinen Händen deine Ellbogen.

Schritt 2 Positioniere deine Unterarme vor dir auf dem Boden. Achte darauf, dass sich deine Ellbogen unter deinen Schultern befinden.

Schritt 3 Stelle deine Zehen auf und schiebe mit der Ausatmung deine Hüften nach oben. Dein Rücken ist dabei lang gestreckt. Dein Kopf schwebt über dem Boden.

Schritt 4 Verweile für drei Atemzüge in dieser Position.

Intensivere Variante Schiebe dich im Rhythmus deiner Atmung vor und zurück. Beginne mit zehn Wiederholungen.

Schulterstand

— Sarvangasana —

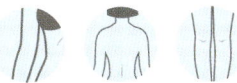

Schritt 1 Lege dich auf den Rücken. Deine Arme liegen neben dem Körper, deine Handflächen zeigen nach unten, deine Füße sind hüftbreit vor dem Becken abgestellt. Deine Schulterblätter ziehst du zueinander und von den Ohren weg. Das Brustbein hebst du leicht Richtung Kinn an.

Schritt 2 Drücke Arme und Handflächen in den Boden und schwinge ein Bein nach dem anderen über den Kopf. Bringe die Ellbogen näher zueinander und stütze mit den Händen deinen Rücken. Deinen Hinterkopf drückst du sanft in den Boden.

Schritt 3 Hebe nun ein Bein nach dem anderen nach oben. Deine Beine sind gestreckt. Die Innenseiten der Fersen berühren sich. Schiebe die gestreckten Füße Richtung Decke und drücke deinen Hinterkopf sanft in den Boden. Wichtig: Das Gewicht ist auf den Schultern und Oberarmen, NICHT auf der Halswirbelsäule. Halte die Spannung in der Körpervorderseite. Verweile für sechs Atemzüge in dieser Position.

Umkehrhaltungen — Umkehrhaltungen lassen uns unser Leben aus einer anderen Perspektive betrachten. Sie liefern einen echten Energiekick, machen wach und achtsam.
Übungsziel — Die Asana regt Hormonproduktion, Blutzirkulation und Verdauung an.

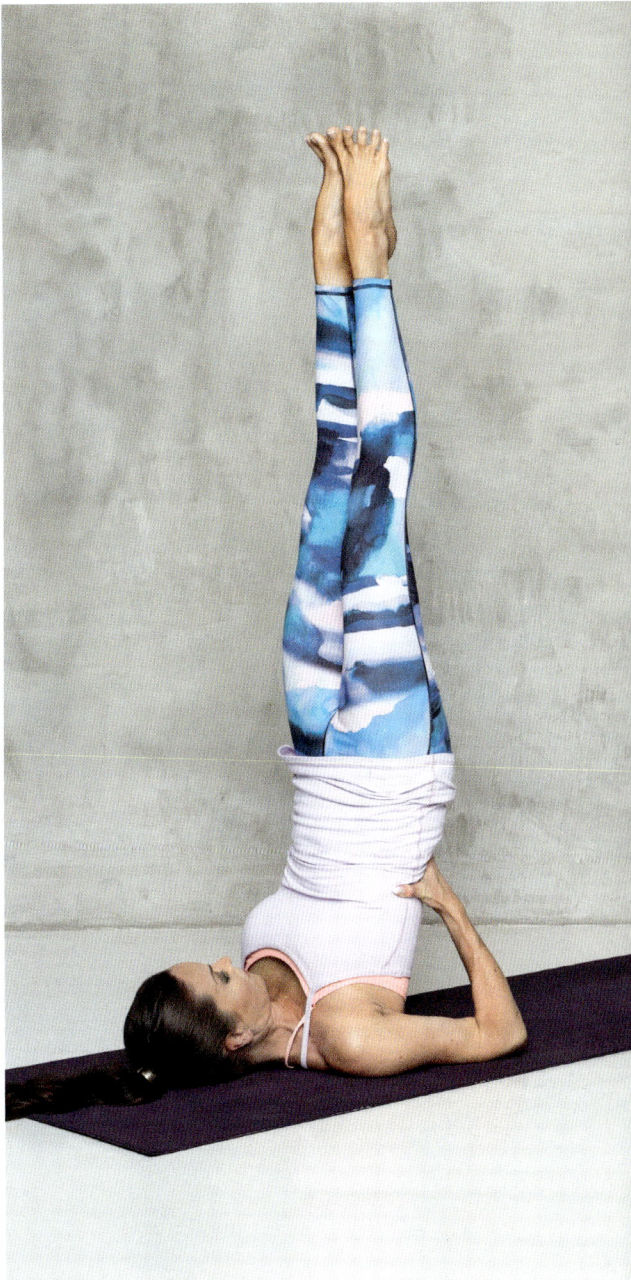

Handstand

— Adho Mukha Vrksasana —

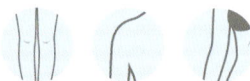

Übungsziel — Die Asana kräftigt die Arme und den Rücken. Hüfte, Bauch und Oberschenkel werden gedehnt.

Schritt 1 Komme in den **Herabschauenden Hund** → S. 17. Die Hände sind 15 cm von einer Wand entfernt. Ein Bein ist dein Standbein, das andere dein Schwungbein. Platziere das Standbein eine Fußlänge nach vorne und hebe das Schwungbein in die Luft.

Schritt 2 Drücke dich mit der Kraft des Standbeins ab und schwinge das Schwungbein nach oben. Das Standbein folgt.

Schritt 3 Drücke Handflächen und Finger fest in den Boden. Strecke die Arme kraftvoll. Die Beine sind bis zu den Fersen gestreckt, die ausgestreckten Füße zeigen zur Decke. Das Brustbein zieht Richtung Wand und die vorderen unteren Rippen ziehst du sanft zu den hinteren unteren Rippen, um ein Hohlkreuz zu vermeiden. Richte den Blick zwischen deine Hände. Deine Bauch- und Beinmuskulatur ist aktiv. So fällt es leichter, das Gleichgewicht zu halten.

Schritt 4 Verweile drei bis fünf Atemzüge in dieser Position.

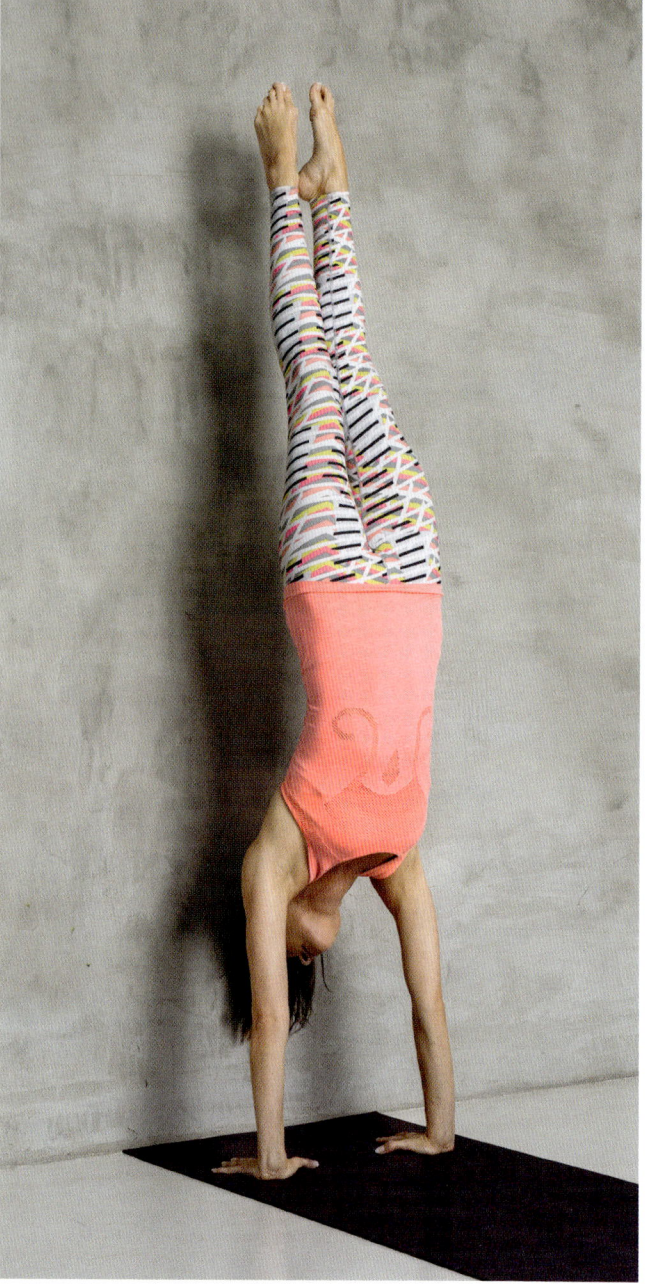

Übungsziel — Die Asana strafft die
Bauchmuskeln.

Boot

— Navasana —

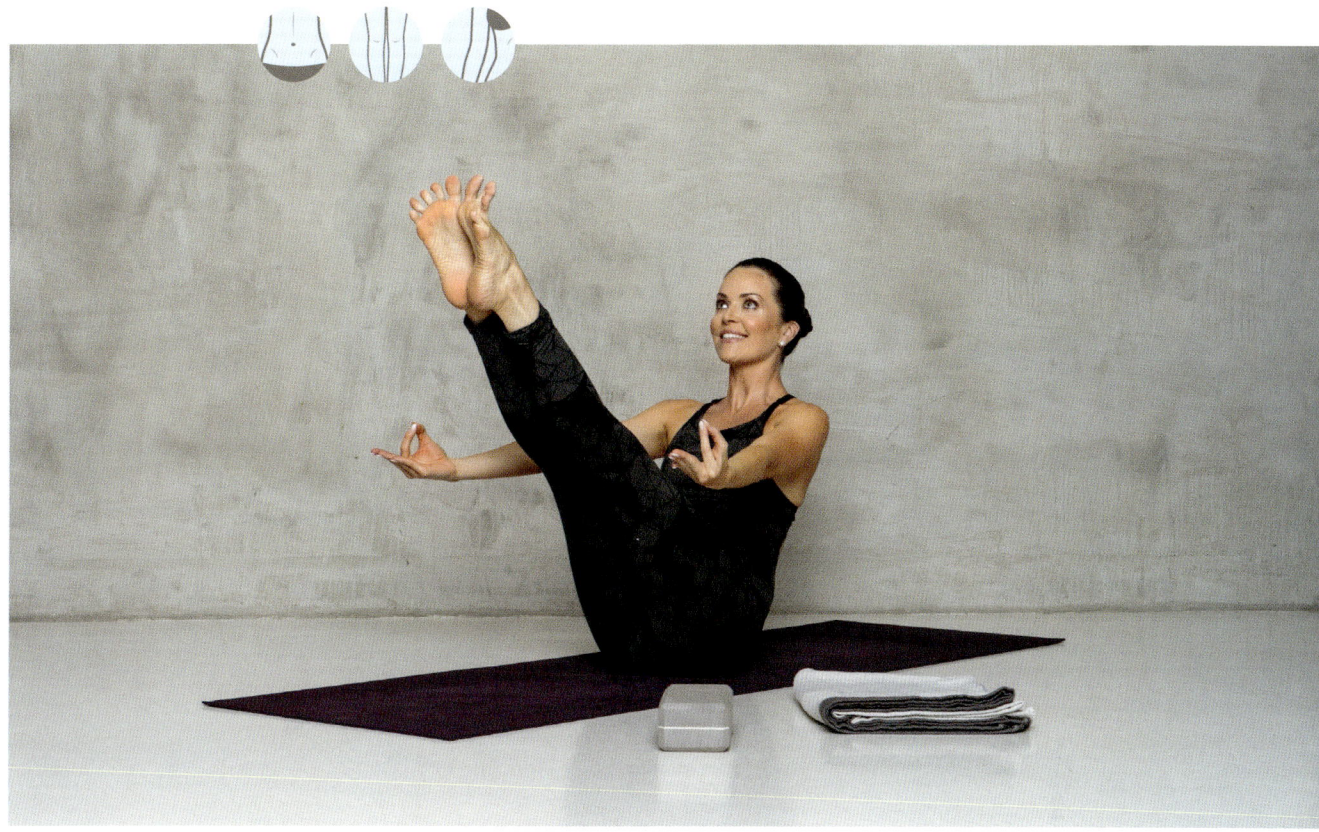

Schritt 1 Setze dich auf die Yoga-Matte
und stelle die Beine angewinkelt auf dem Boden
ab. Hebe das Brustbein und richte den Rücken
gerade auf, die Schultern ziehen nach unten.

Schritt 2 Löse die Füße vom Boden und
hebe die gebeugten Beine so weit wie möglich
an, bis die Unterschenkel parallel zum Boden
stehen.

Schritt 3 Löse die Hände vom Boden
und strecke sie nach vorne aus. Mit jeder Einatmung hebst du das Brustbein nach oben.
Mit jeder Ausatmung ziehst du den Bauchnabel
Richtung Wirbelsäule.

Schritt 4 Strecke nun mit der nächsten Einatmung die Beine lang nach vorne oben aus und
ziehe sie gerade Richtung Oberkörper. Halte
die Position aus dem Bauch heraus.

Schritt 5 Verweile für fünf Atemzüge in
dieser Position.

Hocke

— Malasana —

Übungsziel — Die Asana stärkt die Bauch-muskeln, dehnt die Waden und den unteren Rücken.

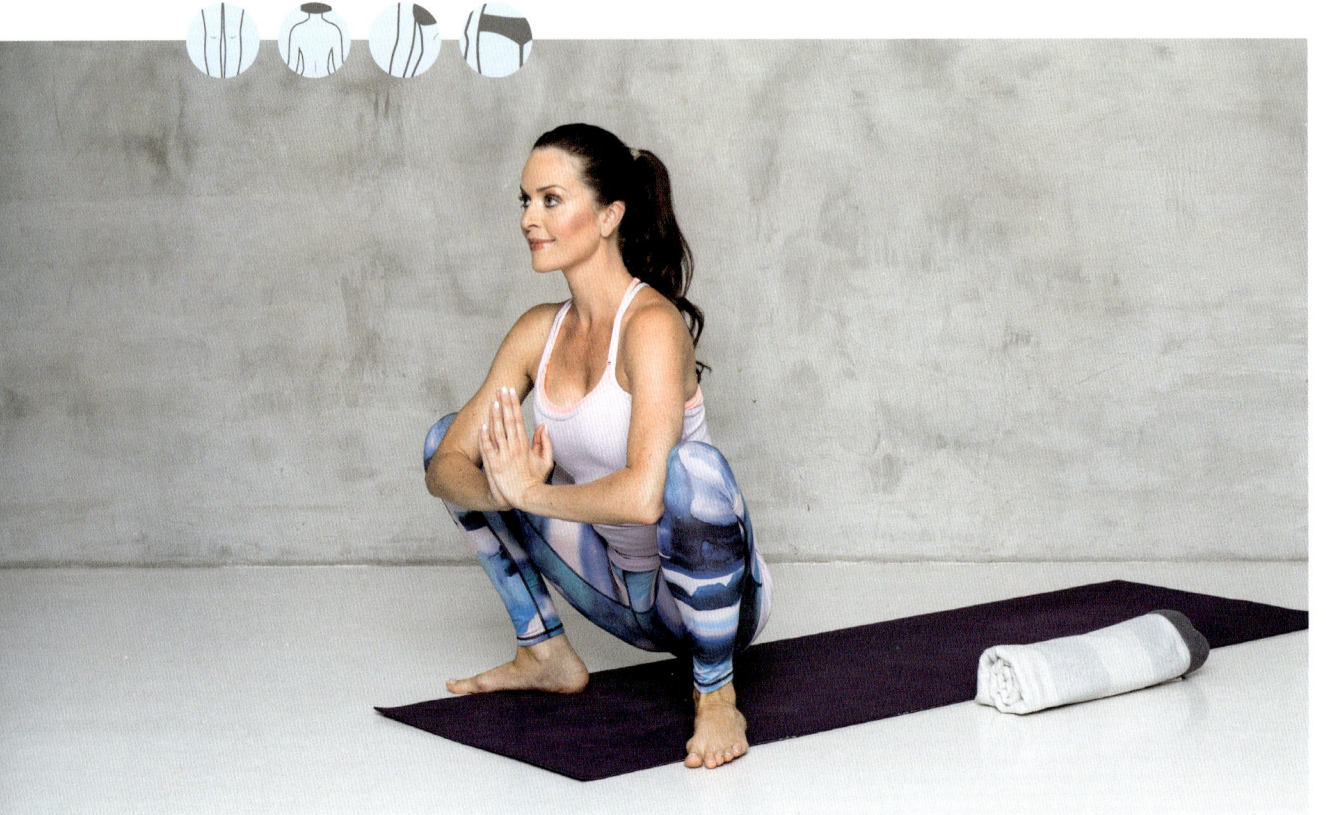

Schritt 1 Stelle deine Füße mattenbreit auf, deine Zehen zeigen leicht nach außen.

Schritt 2 Atme aus, beuge beide Beine und setze dich tief in die Hocke. Du kannst gerne eine gerollte Decke unter deine Fersen legen, falls du sie nicht auf dem Boden halten kannst.

Schritt 3 Drücke deine Handflächen vor deiner Brust leicht zusammen und schiebe gleichzeitig die Ellbogen nach außen an die Innenseite deiner Knie. Presse Ellbogen und Knie gegeneinander. Dein Steißbein kippt zum Boden. Hebe dein Herz, die Wirbelsäule bleibt lang und gerade. Achte darauf, dass deine Schultern entspannt und dein Nacken lang bleiben.

Schritt 4 Verweile für drei bis fünf Atem-züge in dieser Position.

Katze — Kuh

— Mujariasana —

Übungsziel — Die Asana strafft den Rücken und den Bauch und mobilisiert die Wirbelsäule.

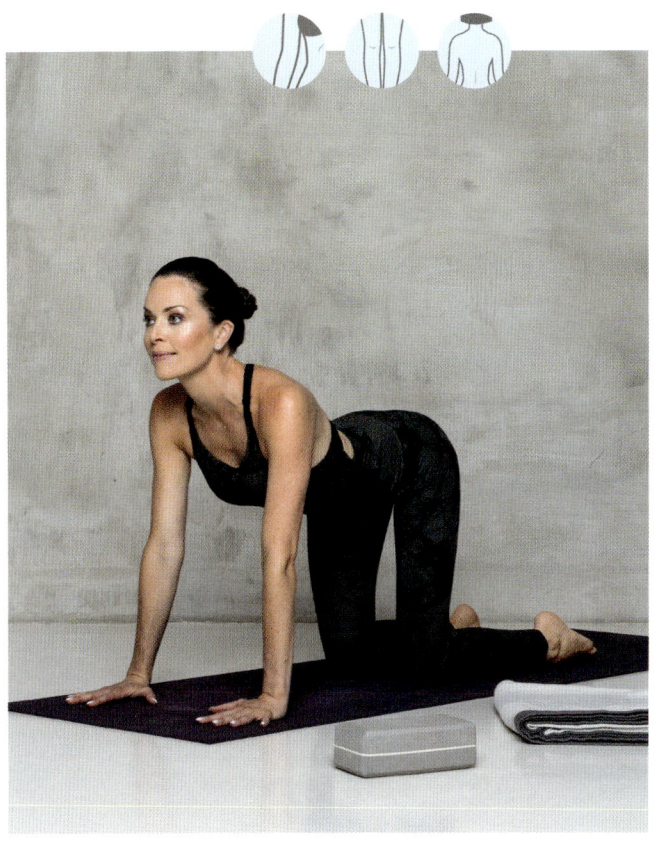

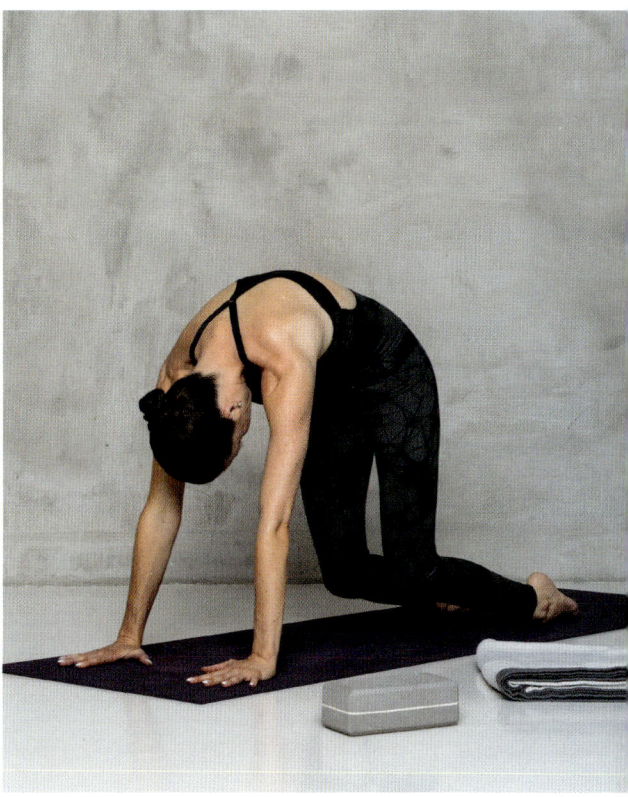

Schritt 1 Beginne im **Vierfüßlerstand** → S. 43.

Schritt 2 Halte deine Arme gestreckt, atme ein und lass deinen Bauch sinken. Schiebe dabei dein Brustbein nach vorne. Deine Schultern ziehst du nach hinten, deinen Blick richtest du nach vorne (Kuh).

Schritt 3 Atme aus, ziehe deinen Bauchnabel sanft in Richtung Wirbelsäule, ziehe deine Schulterblätter auseinander und mache deinen oberen Rücken rund (wie einen Katzenbuckel). Hebe die Knie vom Boden, wenn du deine Bauchmuskeln zusätzlich stärken willst.

Schritt 4 Wiederhole beide Figuren im Wechsel für fünf Atemzüge.

Übungsziel — Die Asana dehnt und öffnet die
Hüfte und richtet die Wirbelsäule auf.

Liegender Schmetterling
— Bhadrasana —

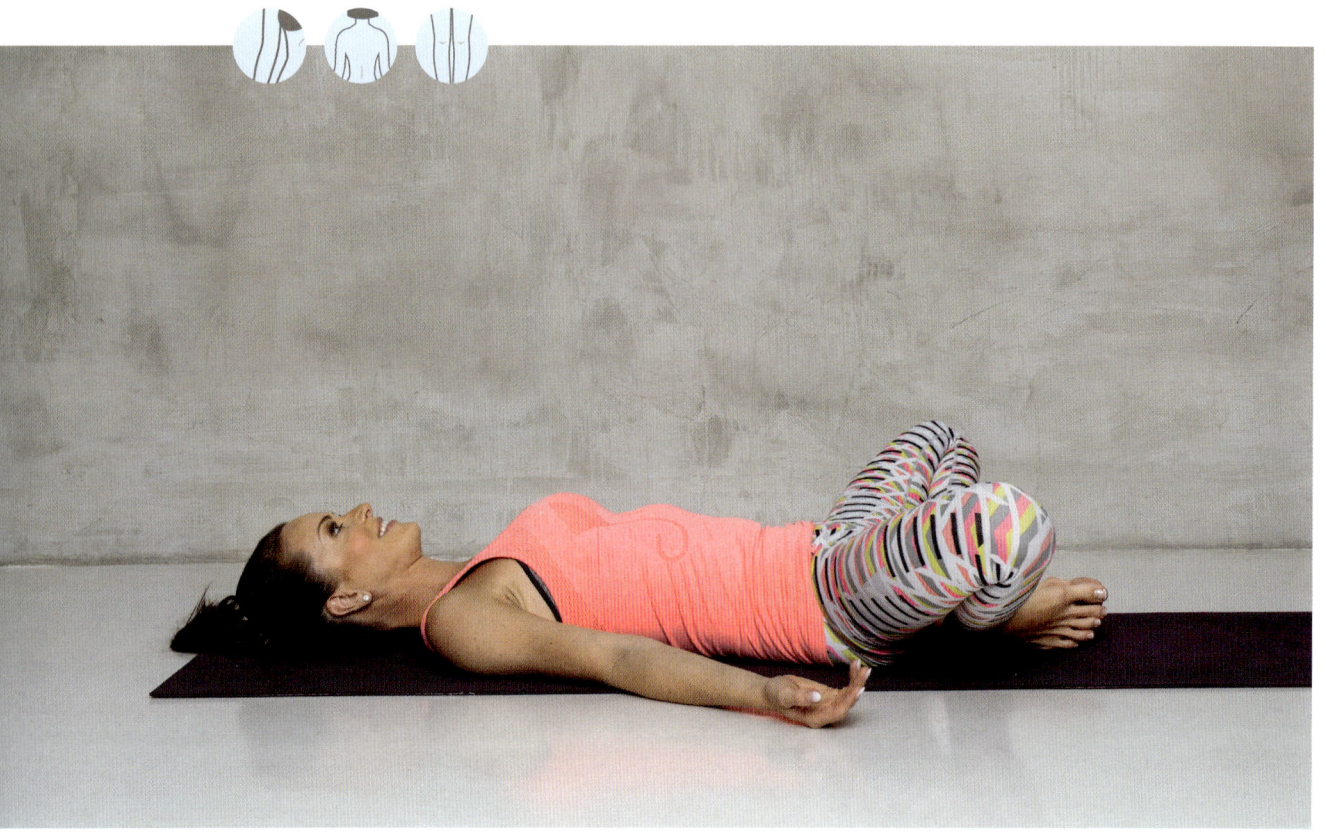

Schritt 1 Lege dich mit dem Rücken auf die
Yoga-Matte.

Schritt 2 Bringe deine Fußsohlen zusammen
und ziehe deine Fersen nahe zum Gesäß.

Schritt 3 Senke deine Knie Richtung
Boden ab, spanne deinen Bauch leicht an und
drücke deine Wirbelsäule in den Boden.

Schritt 4 Lasse die Arme entspannt neben
den Körper sinken. Deine Handflächen zeigen
nach oben.

Schritt 5 Verweile für zehn Atemzüge in
dieser Position.

Fersensitz
— Vajrasana —

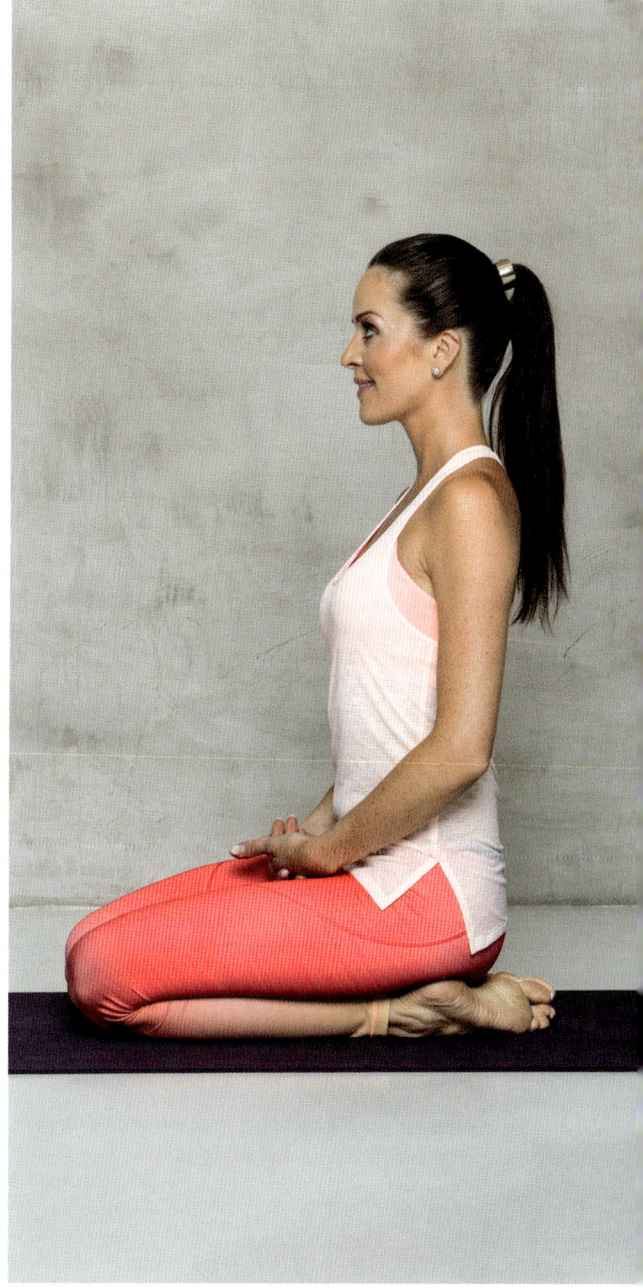

Schritt 1 Knie dich auf den Boden.
Deine Fersen liegen dabei auseinander, deine
Fußspitzen zusammen.
Schritt 2 Setze dich mit deinem Gesäß
auf deine Fersen und lege die Hände mit
nach oben geöffneten Handflächen auf deine
Oberschenkel.
Schritt 3 Richte dich auf und mache den
Rücken sehr gerade.
Schritt 4 Verweile für fünf Atemzüge in
dieser Position.

Übungsziel – Die Asana dehnt die Oberschenkel und mobilisiert die Kniegelenke.

Kindhaltung

— Balasana —

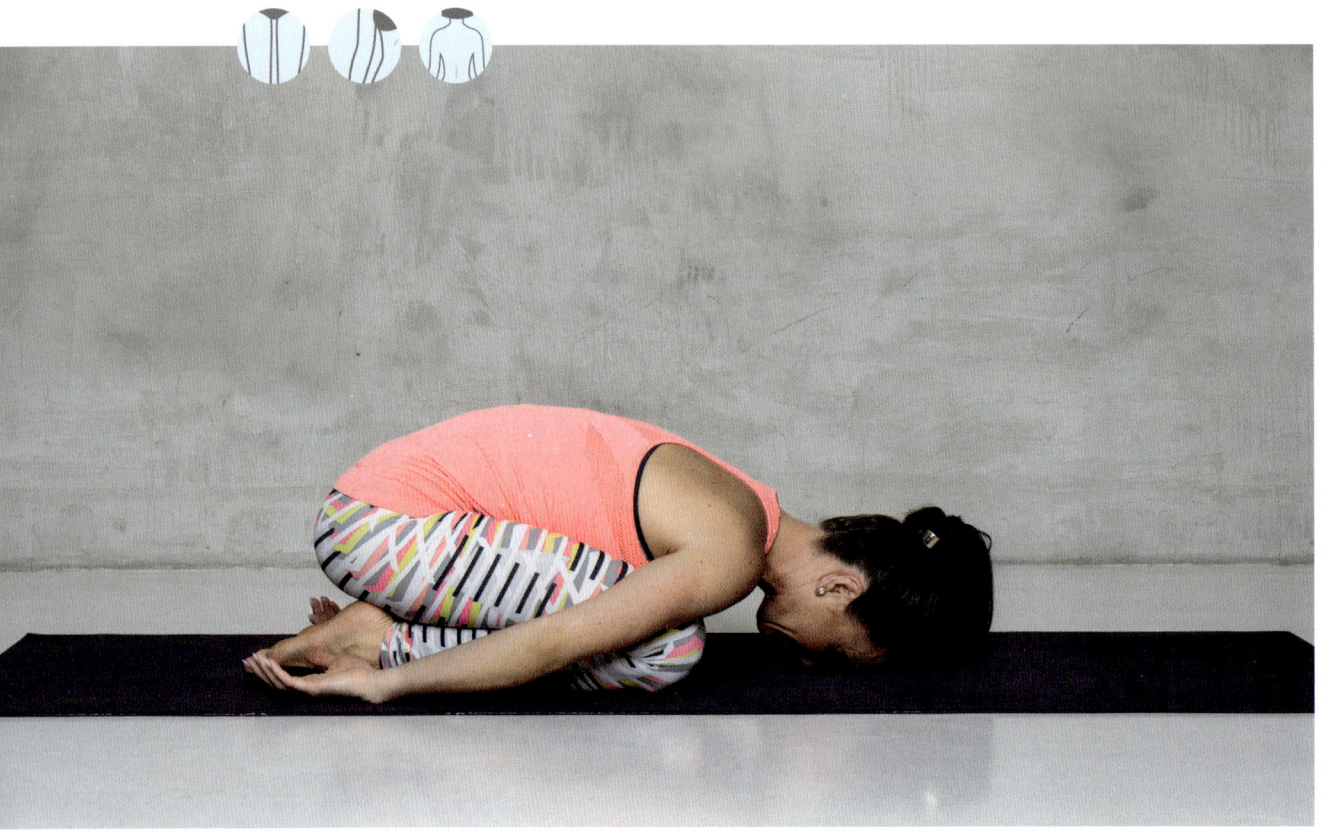

Schritt 1 Begib dich in den **Fersensitz**
→ S. 53. Wichtig: Knie sind mattenbreit
auseinander.

Schritt 2 Lege ausatmend langsam deinen
Bauch auf deine Oberschenkel und senke
deine Stirn auf den Boden. Die Arme liegen
seitlich neben dem Körper, die Handflächen
zeigen nach oben. Entspanne Schultern,
Nacken und Oberkörper.

Schritt 3 Lasse dich mit jeder Ausatmung
tiefer in den Boden sinken.

Schritt 4 Verweile für drei bis fünf Atemzüge in dieser Position.

Totenstellung

— Savasana —

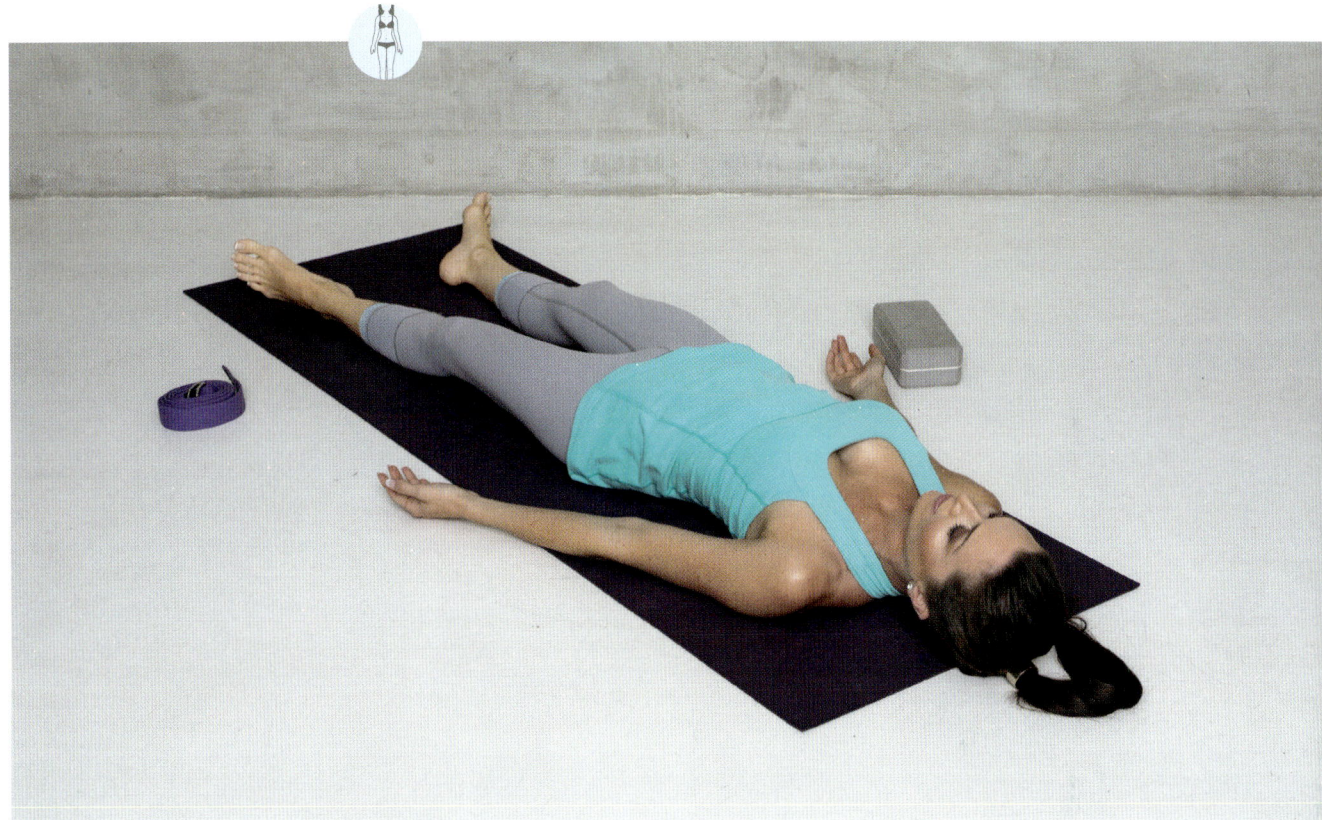

Übungsziel — Die Asana beruhigt und baut Stresshormone ab. Sie stellt den Abschluß jeder Praxis dar.

Schritt 1 Lege dich langsam und entspannt in Rückenlage auf die Matte.

Schritt 2 Öffne deine Füße hüftbreit und lasse Füße und Oberschenkel ganz natürlich nach außen fallen. Deine Arme sollten etwa 45 Grad vom Oberkörper abgewinkelt liegen, die Handflächen zeigen nach oben.

Schritt 3 Atme langsam und tief ein. Lasse mit jedem Atemzug deinen Körper tiefer in den Boden sinken. Lasse die Füße nach außen fallen.

Schritt 4 Bleibe ungefähr 5 Minuten so liegen und lasse deine Gedanken fließen.

Schritt 5 Um die Position zu verlassen, hebst du deine Beine an, bringst sie zur Brust und umschließt sie mit deinen Armen. Rolle so mehrmals von rechts nach links, bevor du dich erhebst.

Sonnengruß

— Surya Namaskar —

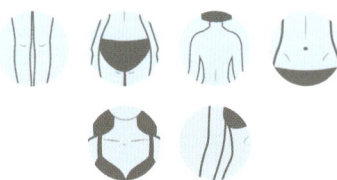

Sonnengruß — In fast allen Yoga-Stunden wird zu Beginn der Sonnengruß geübt. Es handelt sich um eine fließende Abfolge verschiedener Asanas, die du zu Beginn des Kapitels als Basishaltungen kennengelernt hast.

Übungsziel — Die Abfolge strafft und dehnt den gesamten Körper, aktiviert und wärmt ihn auf. Der Sonnengruß bringt innere Ruhe, und du kannst mit ihm neue Energie schöpfen.

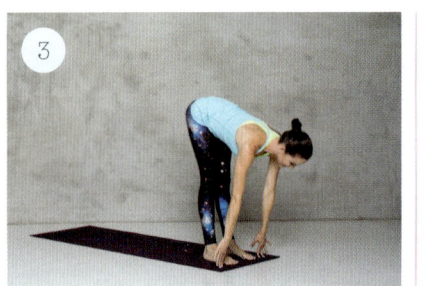

Schritt 3 Mit der Einatmung gehe in die **Halbe Vorbeuge** → S. 31. Dein Rücken ist lang gestreckt.

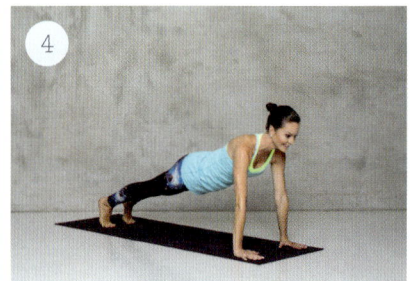

Schritt 4 Atme aus, gehe in die **Schiefe Ebene** → S. 44. Atme ein, dein Nacken ist lang gestreckt, der Blick geht zum Boden.

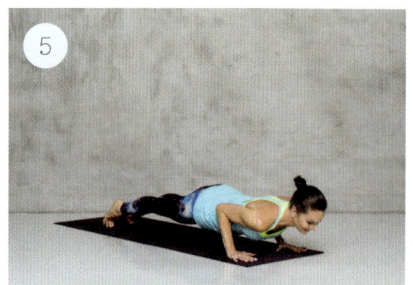

Schritt 5 Atme aus und gehe in den **Yoga-Liegestütz** → S. 18.

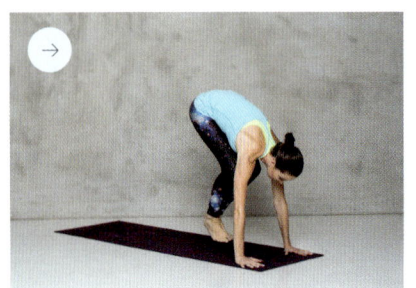

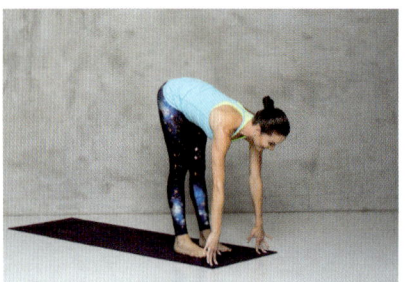

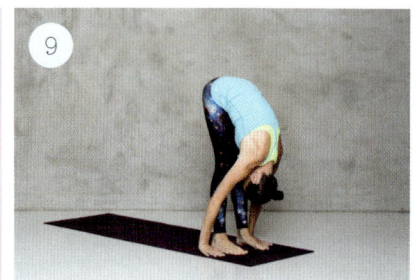

Schritt 9 Atme aus und gehe in die **Vorbeuge** → S. 15.

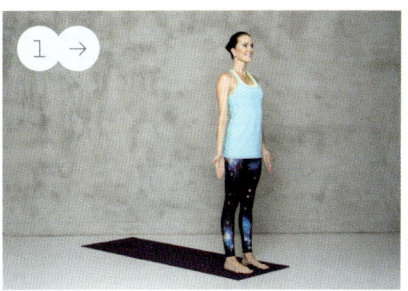

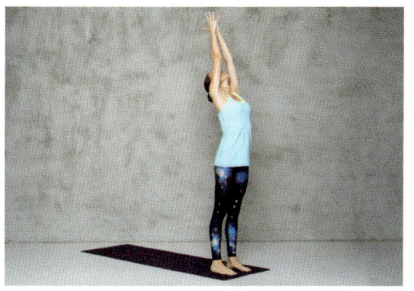

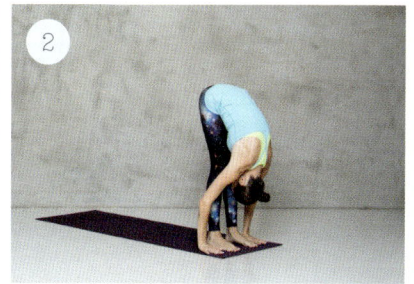

Schritt 1 Nimm die **Berg-haltung** → S. 14 ein.

Atme ein, bringe die Arme über die Seite nach oben.

Schritt 2 Atme aus, komme in die **Vorbeuge** → S. 15. Lasse den Kopf hängen.

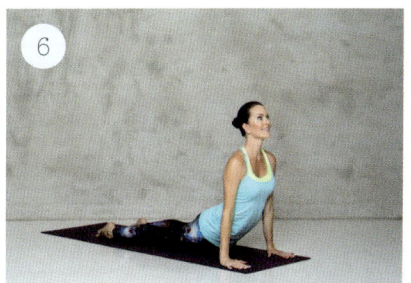

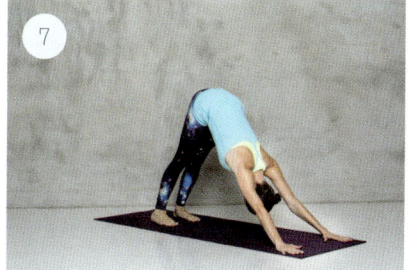

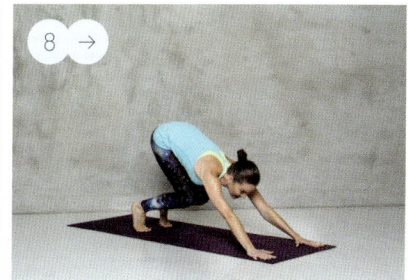

Schritt 6 Führe die **Kobra** → S. 19 durch oder den **Herauf-schauenden Hund** → S. 20, den du auf dem Bild siehst.

Schritt 7 Atme aus, gehe in den **Herabschauenden Hund** → S. 17. Dein Rücken ist lang gestreckt, die Knie kannst du gerne beugen.

Schritt 8 Mit der Einatmung gehe oder springe wieder nach vorne in die **Halbe Vorbeuge** → S. 31.

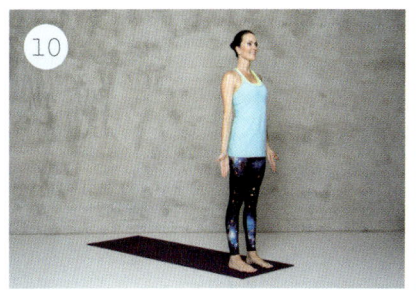

Schritt 10 Mit der Einatmung nimmst du abschließend wieder die Berghaltung ein.

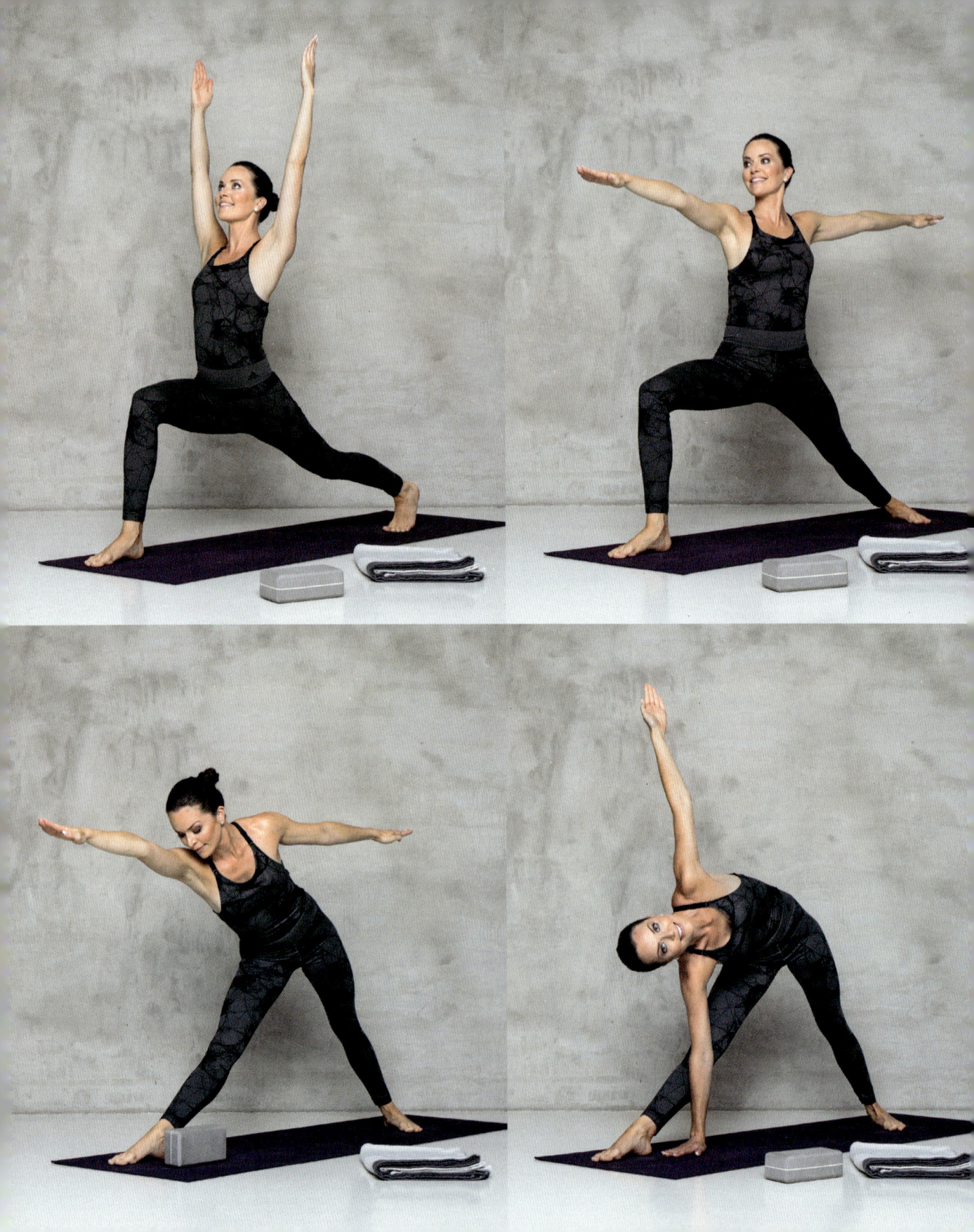

Die besten Asana-Abfolgen
zum Abnehmen

Ich liebe Yoga. Ich habe damit nicht
nur zu meinem Wunschkörper, sondern auch
zu mir selber gefunden. Und ich hoffe sehr,
dass die vier Asana-Abfolgen, die ich für
dich erstellt habe, das Gleiche
auch für dich tun.

Kates vier
Lieblings-Asana-Abfolgen

Ich habe in den vergangenen Jahren als Yoga-Lehrerin sehr viele Asanas und Abfolgen (kennen-)lernen, ausführen und lehren dürfen.

Damit du mit Yoga möglichst einfach, effektiv und nachhaltig abnehmen kannst, habe ich in diesem Buch vier Yoga-Abfolgen zusammengestellt, die sich genau darauf fokussieren — und dabei bestimmte Partien deines Körpers besonders trainieren.

Bei allen Abfolgen handelt es sich nicht nur um ein Work-out für deinen Körper (wie bei der klassischen Fitness), sondern auch um ein Work-in für deinen Geist. Denn nur, wenn dein Körper und dein Geist miteinander im Einklang sind, wirst du dir den Körper formen können, den du haben möchtest.

Eines ist beim Yoga ganz wichtig: die Atmung. Der Mensch atmet etwa 20 000-mal am Tag und nimmt dies meistens gar nicht richtig wahr. Aber Atmung ist nicht gleich Atmung. Wenn wir schnell und flach atmen, wird unser Gehirn nicht ausreichend mit Sauerstoff versorgt, und wenn dein Geist nicht gut arbeitet, tut es auch dein Körper nicht. Es ist beinahe ein Dominoeffekt. Alle physischen Vorgänge und Prozesse, unsere Nerven, sogar unsere Gefühle sind mit der Atmung verbunden. Wenn du langsam und tief atmest, ist dein Geist viel ruhiger und dein Körper arbeitet viel besser.

Wichtige Tipps zur Vor- und Nachbereitung:

- Bei den Asanas wird jede Bewegung an Ein- und Ausatmung ausgerichtet. Achte daher immer bewusst auf deine Atmung.

- Jede Abfolge dauert zwischen 15 und 20 Minuten. Du kannst die Abfolgen natürlich nach deinen Wünschen und Voraussetzungen variieren.

- Ich empfehle die Nutzung einer Yoga-Matte. Es gibt sie ab 15 Euro im Online-Handel. Dazu kannst du auch noch einen Yoga-Block und/oder einen Yoga-Gurt verwenden. Diese Hilfsmittel erleichtern die korrekte Ausführung der Übungen auch für Ungeübte.

- Um dich zu sammeln und zu zentrieren, solltest du vor jeder Abfolge die **Ujjayi-Atmung** → S. 61 praktizieren. Sie hilft dir, Körper und Geist in Einklang zu bringen, entspannt das sympathische Nervensystem und aktiviert das parasympatische Nervensystem, das für Regeneration und Erholung zuständig ist.

- Nach der Anspannung bei den Asanas endet jede Abfolge mit Entspannung. Verweile dazu zum Abschluss immer 3 Minuten in der **Totenstellung** → S. 55. Die Erholungsphase ist genauso wichtig wie die Belastungsphase.

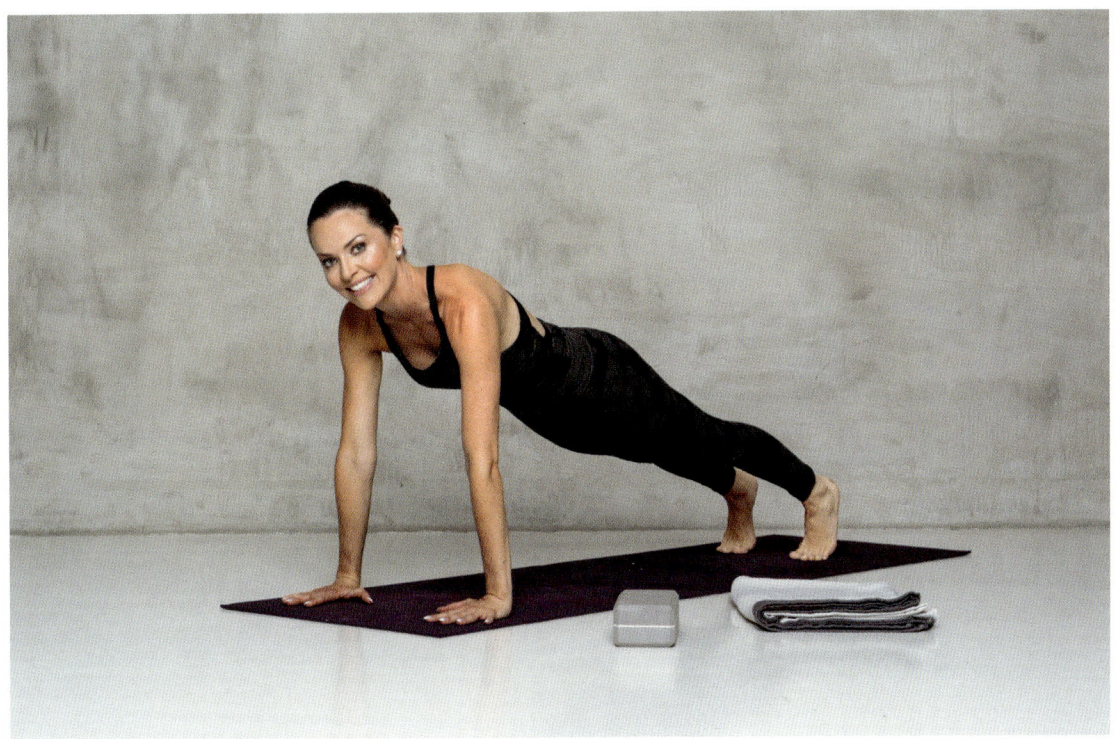

Die Ujjayi-Atmung

1

Setze dich aufrecht in den Schneidersitz.

2

Atme tief, ruhig und gleichmäßig durch die Nase ein, ziehe dabei die Kehle leicht zusammen, sodass ein hörbares Geräusch wie ein Meeresrauschen entsteht. Atme gleich lang ein und aus.

Dadurch, dass du nur durch die Nase atmest, muss die Luft durch winzige Öffnungen gesogen und gepresst werden. So entsteht ganz von selbst eine kraftvolle Atmung. Es kommt mehr Sauerstoff in den Körper; der Atem schenkt mehr Energie.

Verweile vor jeder Abfolge für etwa eine Minute in der Ujjayi-Atmung. Sie stimuliert den Vagusnerv, der durch seine zahlreichen Vernetzungen deinen Geist mit deinem Körper verbindet. Zudem wird das Hormon Oxytocin ausgeschüttet, das unter anderem deinen Blutdruck und deinen Cortisolspiegel senkt.

Cardio-Yoga und aktiver Stoffwechsel

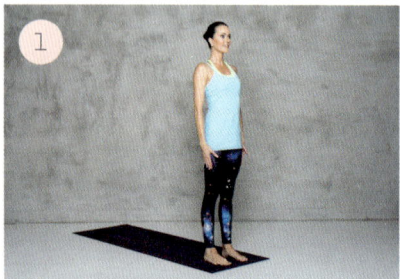

Berghaltung → S. 14,
Ujjayi-Atmung → S. 61 etablieren.

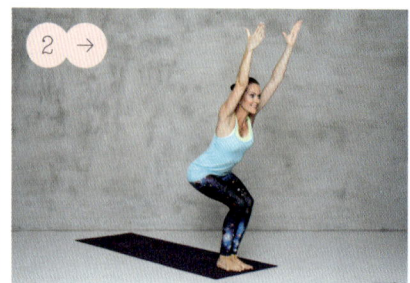

Einatmen, **Stuhl** → S. 24.

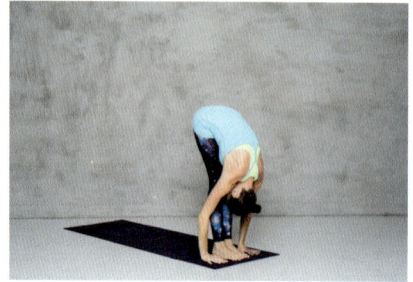

Ausatmen, **Vorbeuge** → S. 15.
10 Wdh

Wiederhole Teil 4
fünfmal, danach
Seitenwechsel.

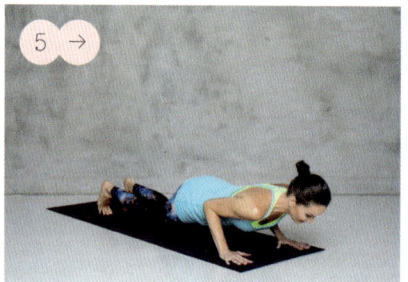

Einatmen, Knie zum Boden bringen,
Bauchnabel zur Wirbelsäule ziehen.
Ausatmen, Oberkörper nach vorne
beugen, halber Liegestütz.

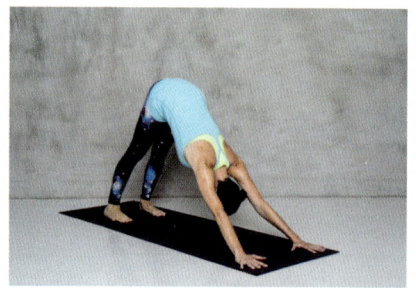

Einatmen, Knie und Arme strecken.
Ausatmen, **Herabschauender
Hund** → S. 17.

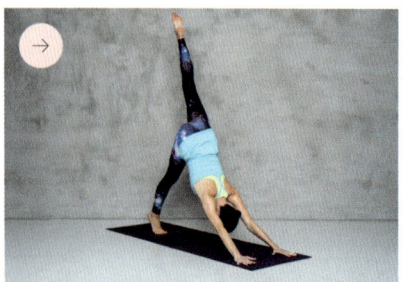

Einatmen, **Dreibeiniger Hund**.

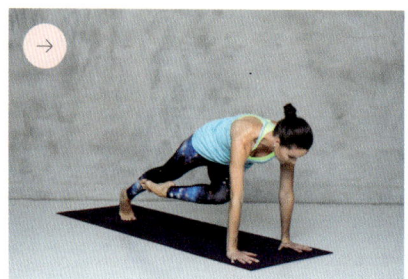

Ausatmen, Knie diagonal zum
Ellbogen auf der anderen Kör-
perseite führen. Bauchnabel zur
Wirbelsäule ziehen.

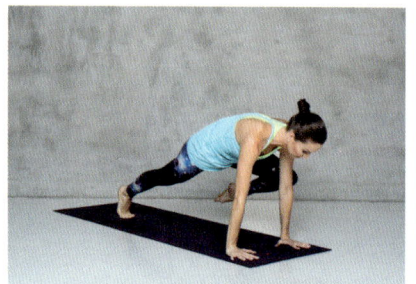

Einatmen, **Dreibeiniger Hund**.
Ausatmen, Knie zum Ellbogen auf
der gleichen Körperseite führen.
Einatmen, **Dreibeiniger Hund**.

Übungsziel — Die Abfolge bezieht den ganzen Körper mit ein und ist daher besonders geeignet, deinen Kreislauf, deinen Stoffwechsel und damit auch die Fettverbrennung anzuregen.

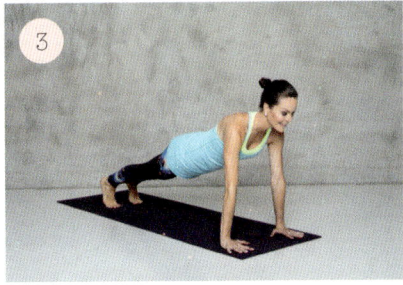

Einatmen, **Schiefe Ebene** → S. 44.

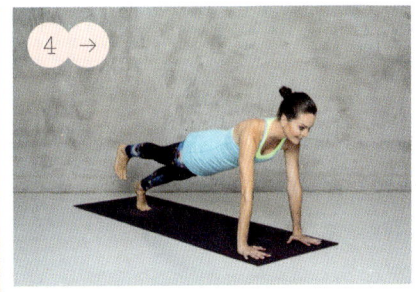

Linkes Bein leicht anheben, 4 Atemzüge.

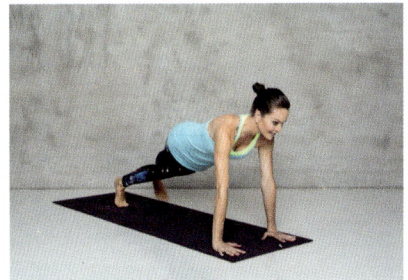

Einatmen, linken Fuß über das rechte Bein neben den rechten Fuß führen. Ausatmen, wieder zurückführen.

Wiederhole Teil 5 zehnmal.

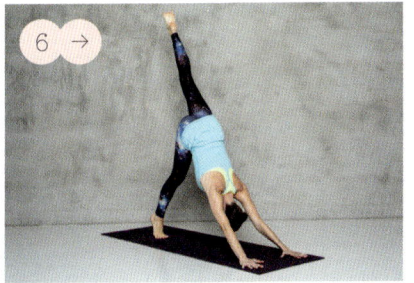

Dreibeiniger Hund → S. 30.

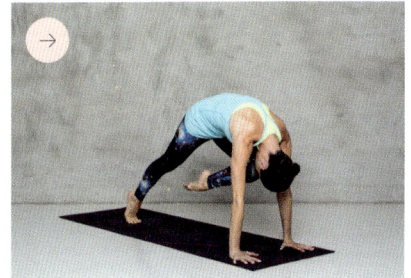

Ausatmen, Knie zur Nase ziehen, Rücken rund machen.

Wiederhole Teil 6 dreimal, danach Seitenwechsel.

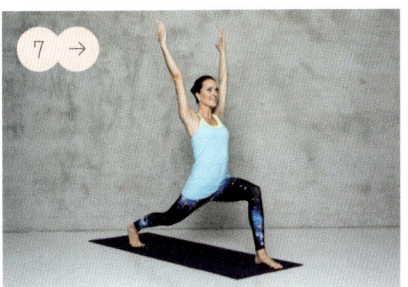

Einatmen, aus dem Dreibeinigen Hund in den **Krieger 1** → S. 21 kommen, die hintere Ferse heben.

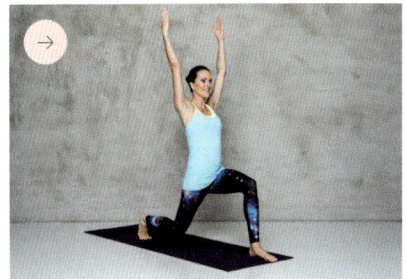

Beuge das Knie und mache zehn kleine Dips. Wachse dann wieder in den **Krieger 1**.

Cardio-Yoga und aktiver Stoffwechsel

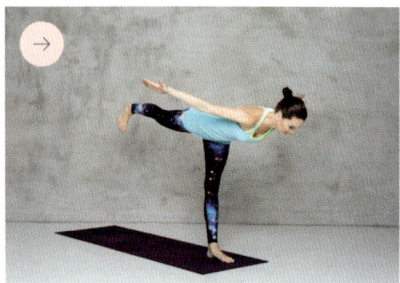

Einatmen, **Krieger 3** → S. 23.

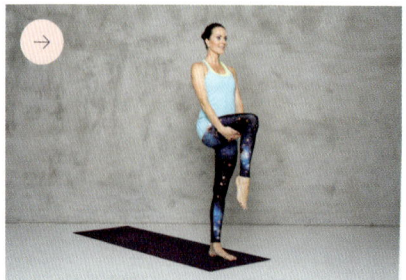

Ausatmen, Standbein leicht beugen, Knie des anderen Beines vor dem Körper anheben, Oberschenkel umfassen.

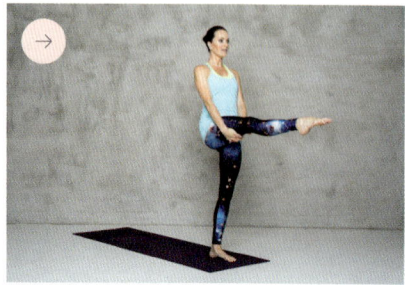

Einatmen, Bein nach vorne strecken, ideal auf Hüfthöhe, ausatmen, Bein beugen. 5 Wdh

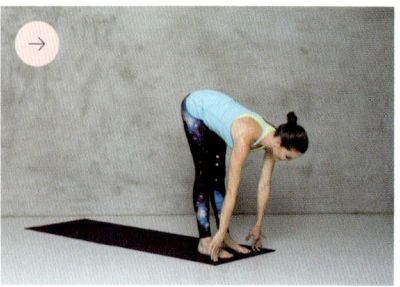

Einatmen, **Halbe Vorbeuge** → S. 31.

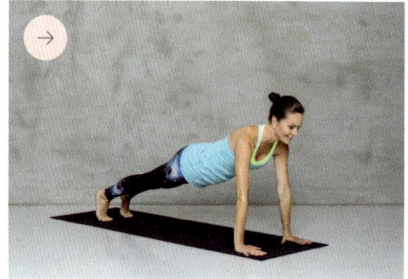

Ausatmen, **Schiefe Ebene** → S. 44.

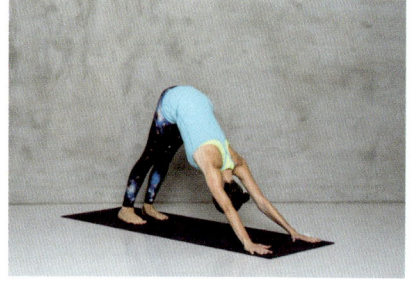

Ausatmen, **Herabschauender Hund** → S. 17.

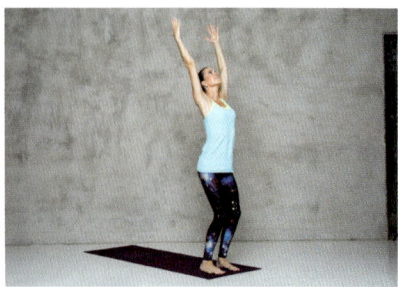

Einatmen, kraftvoll und dynamisch wieder nach oben kommen.

Wiederhole Teil 8 siebenmal.

Beende die Abfolge mit der **Totenstellung** → S. 55.

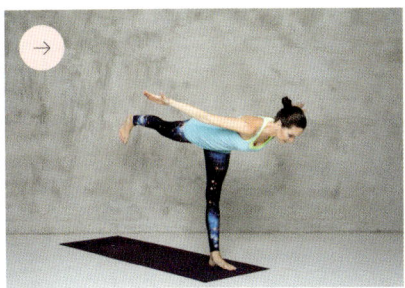

Ausatmen, **Krieger 3**, einatmen, hinteres Bein nach vorn bringen, ausatmen, Fuß abstellen.

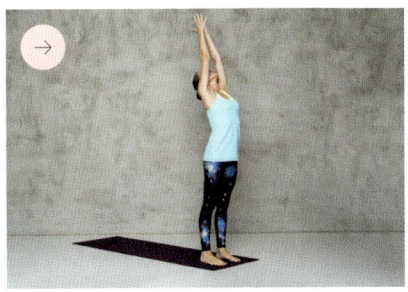

Berghaltung → S. 14, einatmen, Arme über die Seiten nach oben bringen.

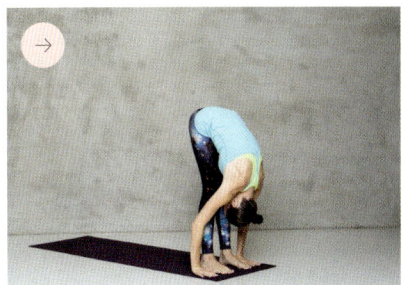

Ausatmen, **Vorbeuge** → S. 15.

Wiederhole Teil 7 auf der anderen Seite.

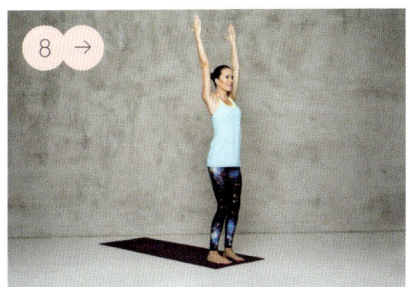

Berghaltung → S. 14, Knie leicht beugen, einatmen, Arme über die Seite nach oben bringen.

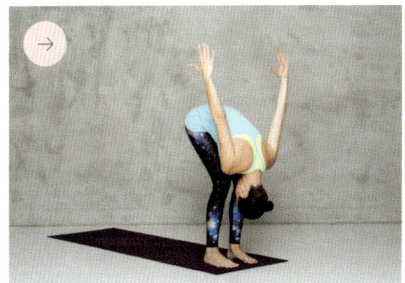

Ausatmen, schwungvoll mit gebeugten Beinen nach vorne fallen lassen, Arme mitnehmen.

Straffe Beine und knackiger Po

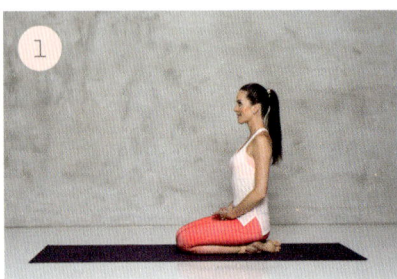

Fersensitz → S. 53, **Ujjayi-Atmung** → S. 61 etablieren.

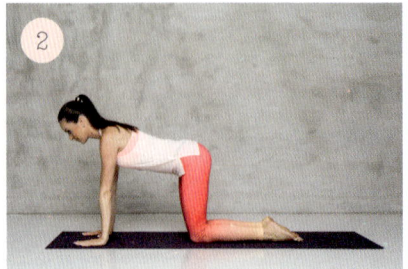

Vierfüßlerstand → S. 43.

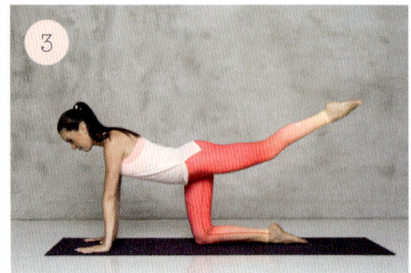

Ein Bein nach hinten strecken, einatmen, Bein heben, ausatmen, Bein senken. `20 Wdh`

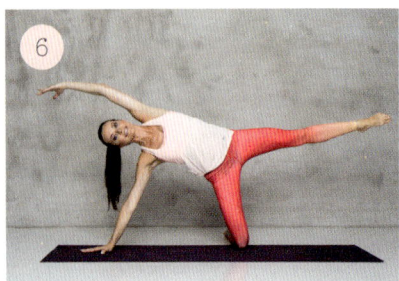

Ausatmen, oberes Bein und oberen Arm strecken. Einatmen, oberes Bein achtmal nach oben pulsieren, Bein und Arm senken. `8 Wdh`

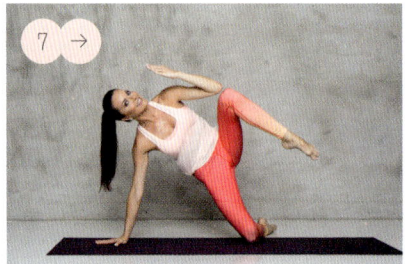

Mit der Ausatmung oberes Knie und oberen Ellbogen zusammenbringen, mit der Einatmung Bein und Arm strecken. `8 Wdh`

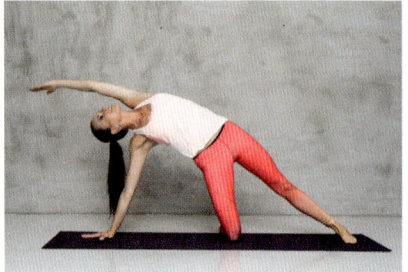

Fuß quer und ganz aufstellen, oberen Arm über den Kopf strecken, Brust nach oben öffnen. **Seitliche Bretthaltung** → S. 45, 5 Atemzüge.

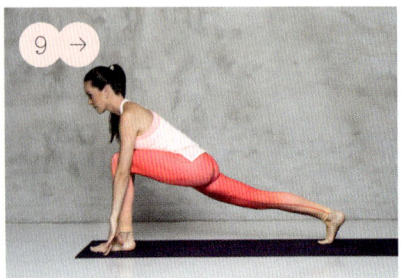

Ausatmen, **Ausfallschritt** → S. 16.

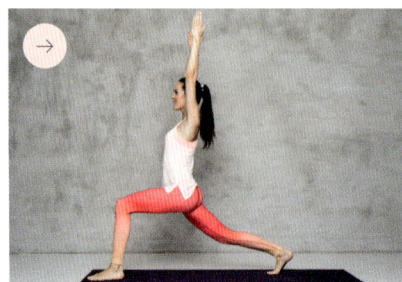

Einatmen, **Krieger 1** → S. 21.

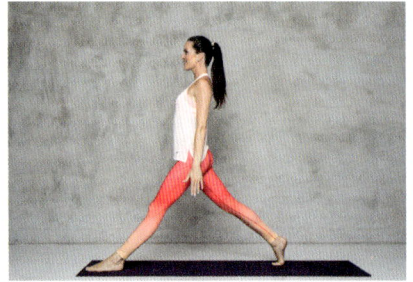

Ausatmen, vorderes Bein strecken und wieder beugen. `8 Wdh`

Übungsziel — Die Abfolge setzt sich hauptsächlich aus Asanas zusammen, bei denen der Unterkörper aktiv ist, und eignet sich daher besonders, um deinen Po und deine Beine zu stärken und zu straffen.

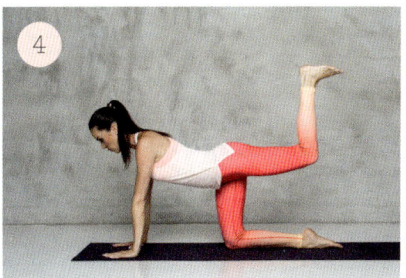

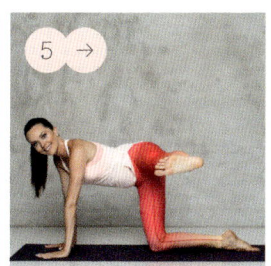

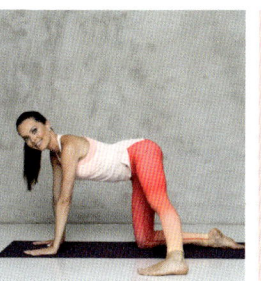

Wiederhole Teil 2 bis 5 auf der anderen Seite.

Bein anwinkeln, Knie auf Hüfthöhe, Fuß geflext. Einatmen, Knie heben, ausatmen, Knie senken, Bein nach hinten strecken. `10 Wdh`

Einatmen, Bein zur Seite strecken. Ausatmen, Bein senken. Einatmen, Bein heben. Ausatmen, Bein nach hinten führen. `5 Wdh`

Wiederhole Teil 6 und 7 auf der anderen Seite.

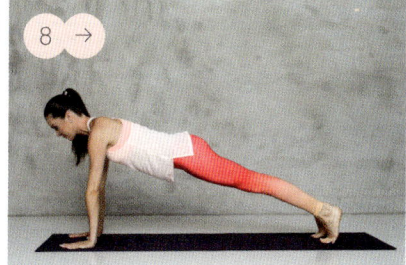

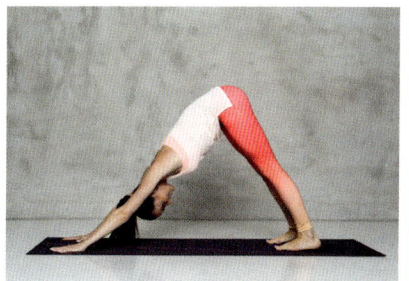

Einatmen, **Schiefe Ebene** → S. 44.

Ausatmen, **Herabschauender Hund** → S. 17.

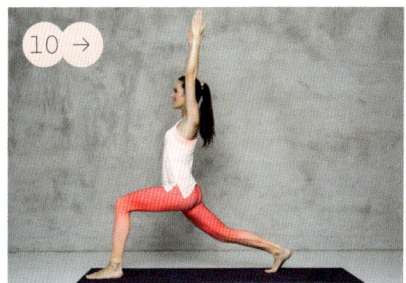

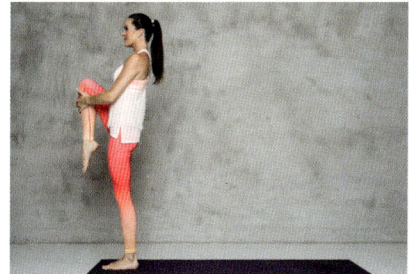

Wiederhole Teil 8 bis 10 auf der anderen Seite.

Einatmen, **Krieger 1** → S. 21.

Ausatmen, Bauchmuskeln anspannen, mit Schwung das Bein angewinkelt hochziehen, Knie umfassen. Einatmen, **Krieger 1**. `8 Wdh`

Straffe Beine und knackiger Po

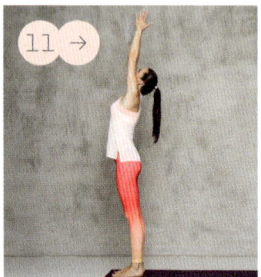

Berghaltung → S. 14, einatmen, Arme nach oben strecken.

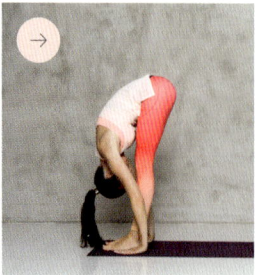

Ausatmen, **Vorbeuge** → S. 15.

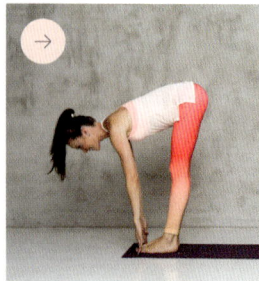

Einatmen, **Halbe Vorbeuge** → S. 31.

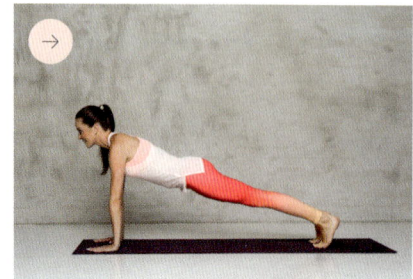

Ausatmen, **Schiefe Ebene** → S. 44, einatmen.

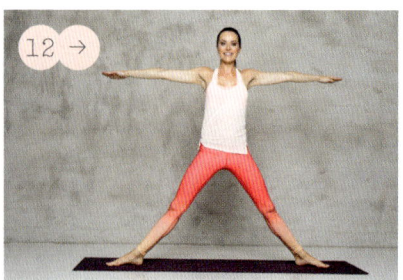

Stehende Grätsche.

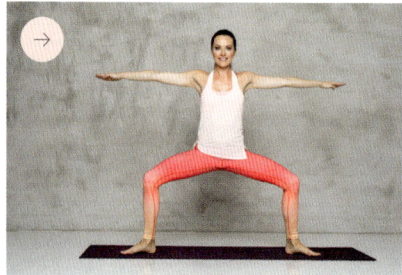

Gebeugte Grätsche.

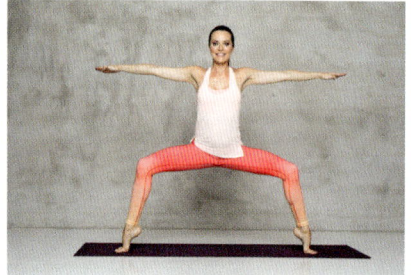

Einatmen, Fersen heben, ausatmen, Fersen senken. 8 Wdh

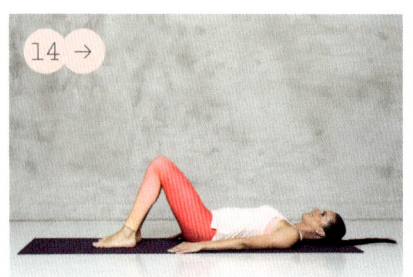

Komme in die Rückenlage.

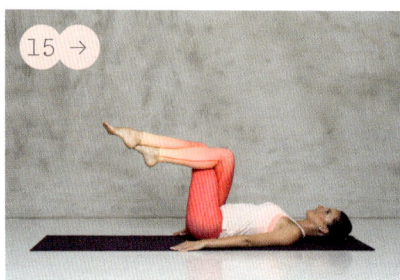

Adlerbeine (vgl. Adlerarme → S. 28)

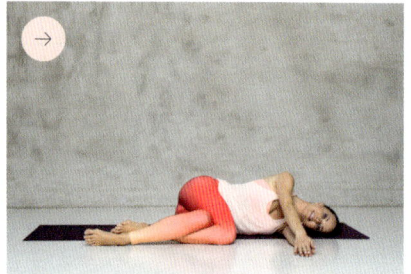

Ausatmen, deine Knie zur Seite fallen lassen, Arme auf der gleichen Seite auf Schulterhöhe aufeinanderlegen.

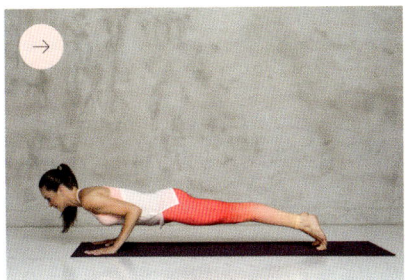

Ausatmen, **Yoga-Liegestütz** → S. 18.

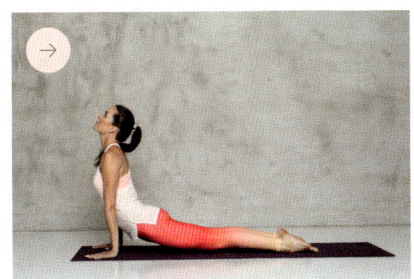

Einatmen, **Kobra** → S. 19 oder **Heraufschauender Hund** → S. 20.

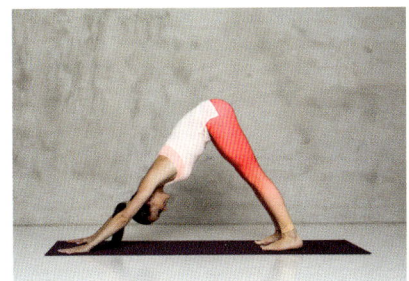

Ausatmen, **Herabschauender Hund** → S. 17. Ein Bein nach oben, Fuß nach vorn zu den Händen. Komme nach oben in die Grätsche.

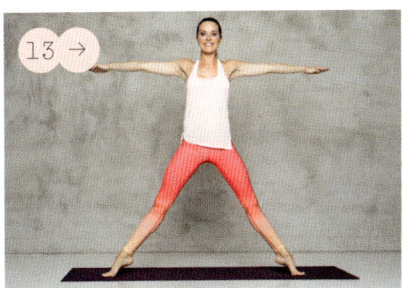

Stehende Grätsche. Einatmen, Fersen heben und Beine strecken.

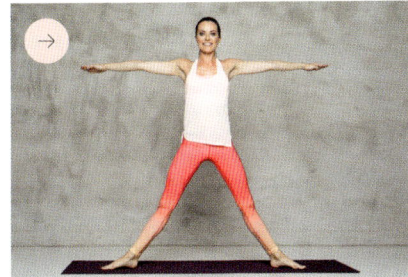

Ausatmen, Fersen senken, einatmen.

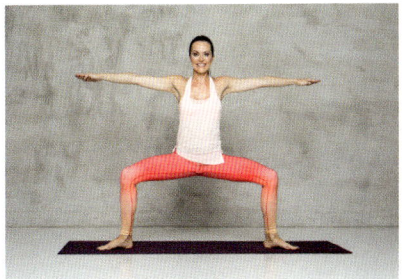

Ausatmen, Knie beugen, Po tief setzen. 8 Wdh

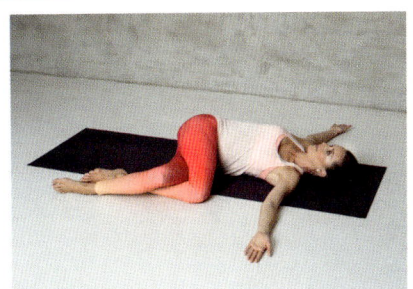

Einatmen, oberen Arm über die Mitte zur anderen Seite führen und ablegen, 5 Atemzüge.

Wiederhole Teil 15 auf der anderen Seite.

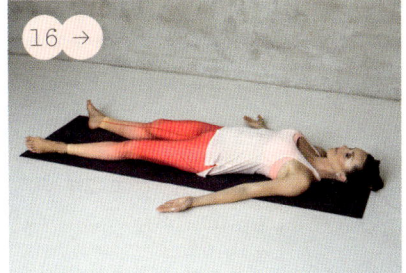

Totenstellung → S. 55

Flacher Bauch und Fatburner

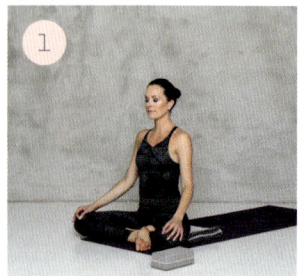

1 Schneidersitz, **Ujjayi-Atmung** → S. 61 etablieren, 30 bis 60 Sekunden verweilen.

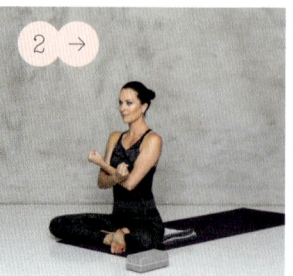

2 → Unterarme übereinander legen, Hände zu Fäusten ballen.

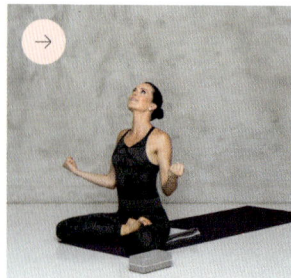

→ Einatmen, Arme öffnen, Oberarme bleiben eng am Oberkörper. Herz heben, Blick nach oben.

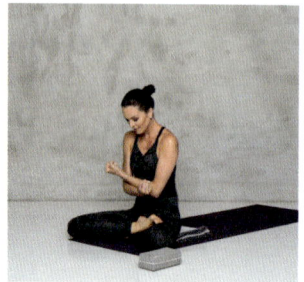

→ Ausatmen, Arme kreuzen. Oberkörper leicht runden. Kraftvoll, dynamisch 1 bis 2 Minuten wdh.

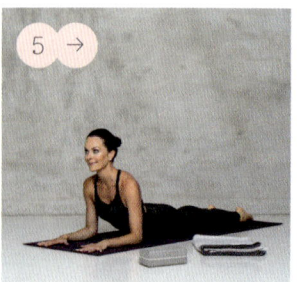

5 → **Sphinx**, einatmen, Finger spreizen, Unterarme nach hinten und das Herz nach vorne oben ziehen.

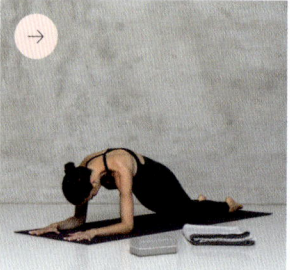

→ Ausatmen, Körper bis zu den Knien aufrollen. Bauchmuskeln aktivieren. Einatmen, abrollen. 5 Wdh

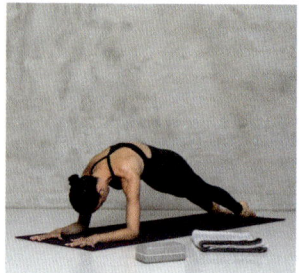

→ Aufrollen bis zu den Fußrücken, 5 Atemzüge.

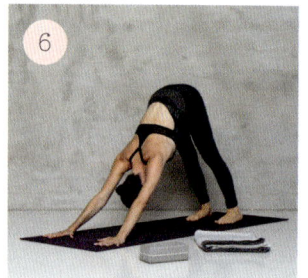

6 **Herabschauender Hund** → S. 17.

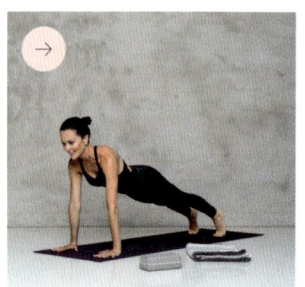

→ Einatmen, **Schiefe Ebene** → S. 44.

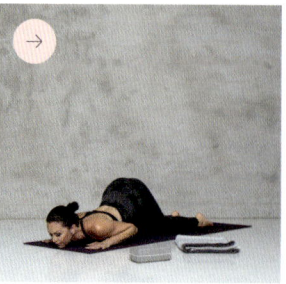

→ Ausatmen, **Knie-Brust-Kinn** → S. 18.

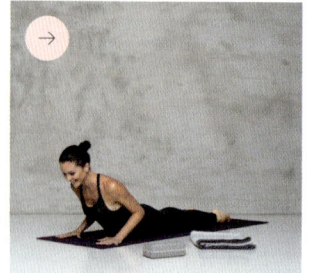

→ Einatmen, **Kobra** → S. 19.

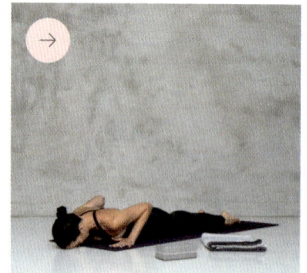

→ Ausatmen, lang ausstrecken, Stirn auf dem Boden ablegen.

Übungsziel — Die Abfolge regt den Fettabbau und den Muskelaufbau am Bauch an. Der Schwerpunkt liegt auf einem schlanken und straffen Bauch, zusätzlich wird dein Brustbereich gedehnt.

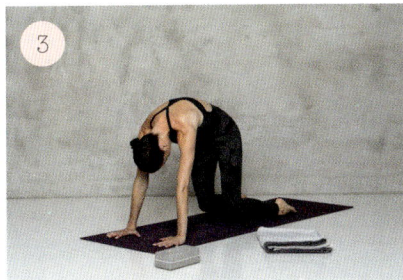

Katze — Kuh → S. 51, einatmen, Bauch sinken lassen, Brustbein nach vorne schieben. Ausatmen, Rücken rund, Knie leicht anheben. `5 Wdh`

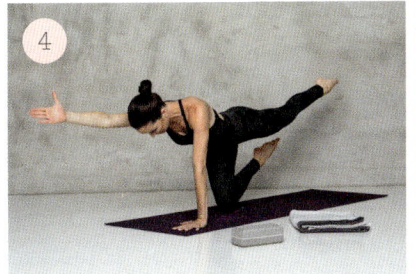

Einatmen, Arm ausstrecken. Ausatmen, Bein nach hinten strecken, anderes Schienbein heben. Bauchmuskeln aktivieren, Balance halten, 3 Atemzüge.

Wiederhole Teil 4 auf der anderen Seite.

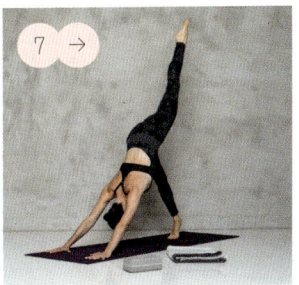

Einatmen, **Dreibeiniger Hund** → S. 30, ausatmen, Hüfte öffnen.

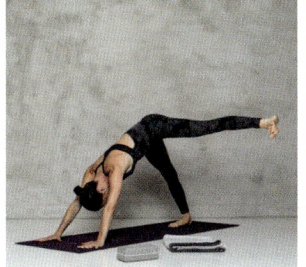

Einatmen, Bein auf Hüfthöhe nach vorne führen, Fuß flexen. Ausatmen, Bein gerade zurück. `5 Wdh`

Wiederhole Teil 7 auf der anderen Seite.

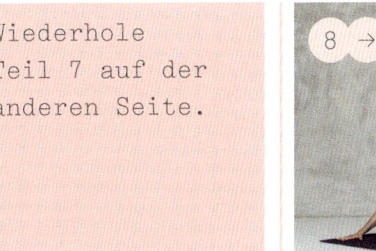

Ausatmen, **Herabschauender Hund** → S. 17.

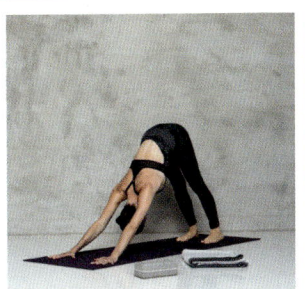

Einatmen, auf die Fersen kommen, ausatmen, **Herabschauender Hund.**

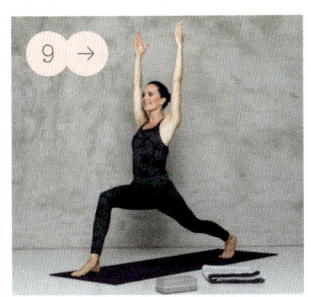

Einatmen, **Krieger 1** → S. 21.

Ausatmen, unter dem vorderen Bein deine Ellbogen umfassen. Einatmen, **Krieger 1.** `4 Wdh`

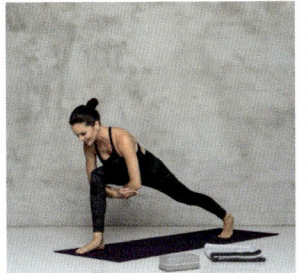

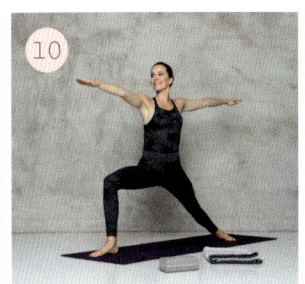

Setze den hinteren Fuß quer und ganz auf. Ausatmen, **Krieger 2** → S. 22.

Flacher Bauch und Fatburner

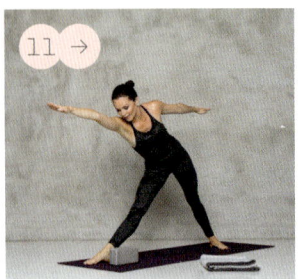

Einatmen, vorderes Bein strecken, hintere Hüfte nach hinten kippen, Oberkörper nach vorne beugen.

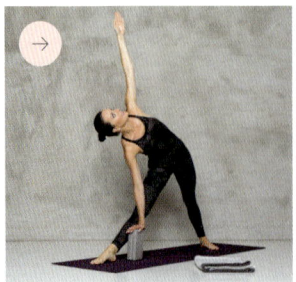

Ausatmen, **Dreieck** → S. 25.

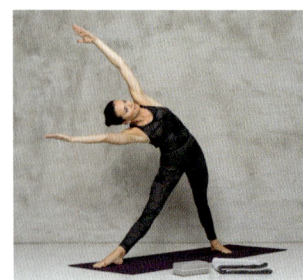

Einatmen, Arme über dem Kopf wie ein V strecken. Bauch- und Beinmuskeln aktivieren, 5 Atemzüge.

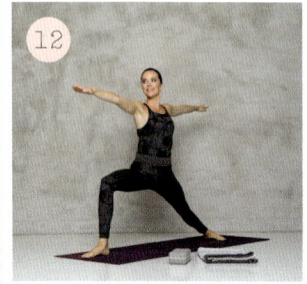

Einatmen, Bein beugen, **Krieger 2** → S. 22, ausatmen.

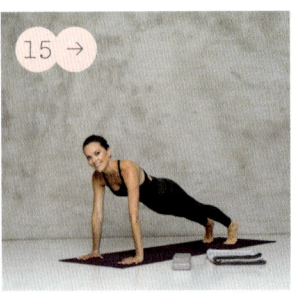

Einatmen, **Schiefe Ebene** → S. 44.

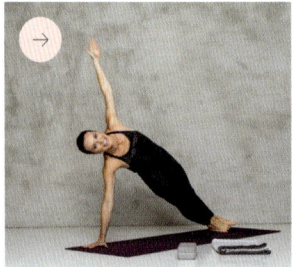

Ausatmen, **Seitliche Bretthaltung** → S. 45. Hüfte ein wenig absenken, wieder heben. 4 Wdh

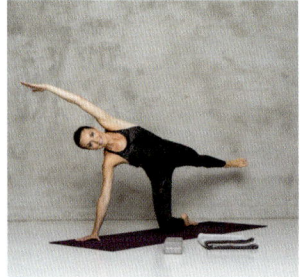

Schienbein ablegen und untere Hand gut erden, 4 Atemzüge.

Wiederhole Teil 15 auf der anderen Seite.

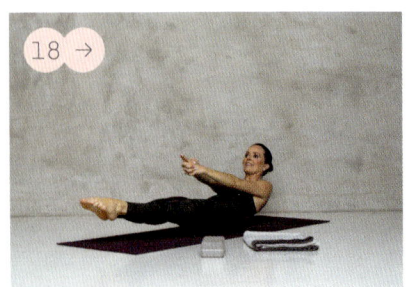

Hände ineinander verschränken, Schulterblätter und Beine schweben über dem Boden.

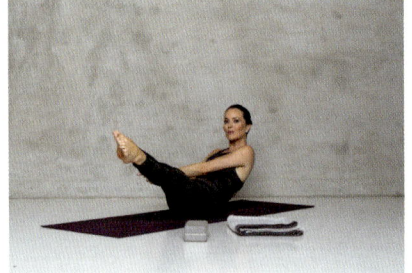

Ausatmen, die Arme abwechselnd nach rechts und links führen. Einatmen, zurück in die Mitte führen, 4 Wdh pro Seite.

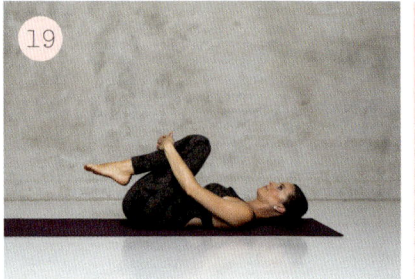

Beine zur Brust ziehen und nach rechts und links schaukeln.

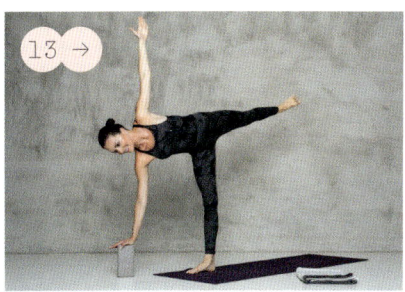

13 →

Einatmen, Gewicht auf das vordere, gestreckte Bein verlagern. Ausatmen, Oberkörper nach vorne bringen, **Halbmond** → S. 26, 5 Atemzüge.

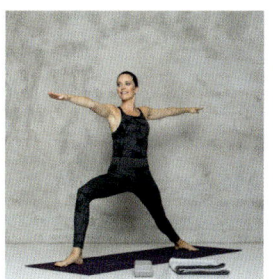

Einatmen, **Krieger 2,** → S. 22.

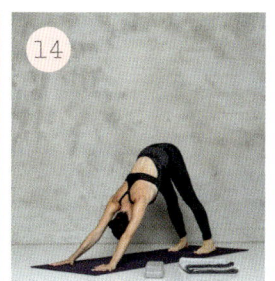

14

Ausatmen, **Herabschauender Hund** → S. 17, 5 Atemzüge.

Wiederhole Teil 9 bis 14 auf der anderen Seite.

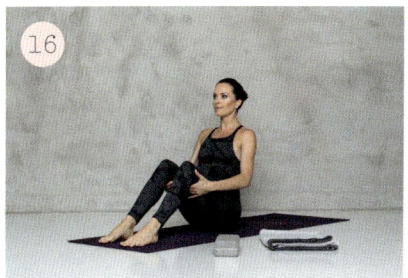

16

Aufrechter Sitz, Knie angewinkelt.

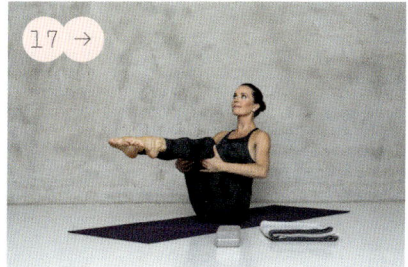

17 →

Einatmen, Schienbeine parallel zum Boden heben.

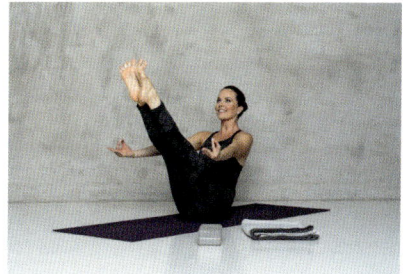

Ausatmen, Hände lösen und Arme nach vorne strecken, **Boot** → S. 49.

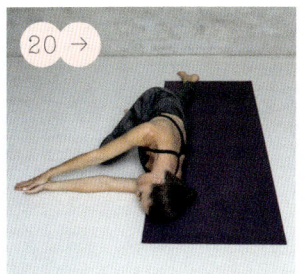

20 →

Beine ausstrecken. Ein Knie zur Brust ziehen, auf die andere Seite fallen lassen, Arme mitnehmen.

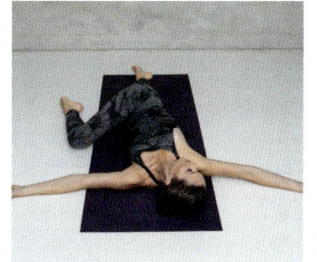

Arm über den Kopf führen, auf der anderen Seite ablegen, **Liegendes Krokodil** → S. 41, 5 Atemzüge.

Wiederhole Teil 20 auf der anderen Seite.

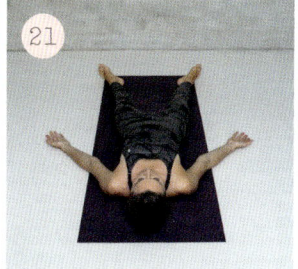

21

Totenstellung → S. 55.

Definierte Arme und starker Rücken

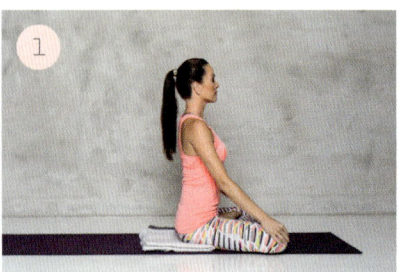

Schneidersitz, **Ujjayi-Atmung** → S. 61 etablieren, 30 bis 60 Sekunden verweilen.

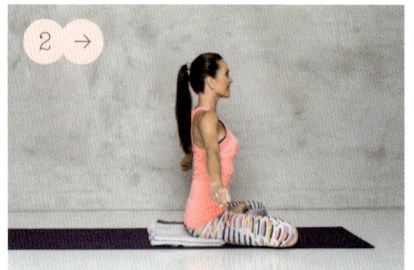

Arme im 45-Grad-Winkel vom Körper weg strecken mit kleinen, schnellen Bewegungen nach vorn kreisen, 30 bis 60 Sekunden.

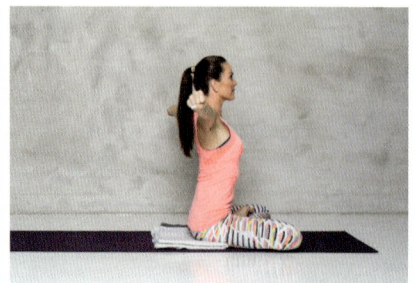

Arme auf Schulterhöhe nehmen, kleine Kreise nach hinten, 30 bis 60 Sekunden.

Wiederhole Teil 3 fünfmal, danach Seitenwechsel.

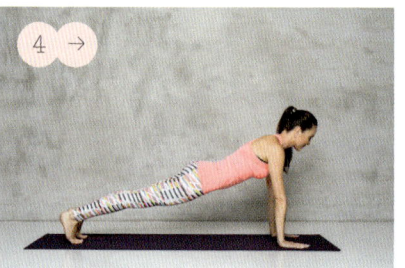

Schiefe Ebene → S. 44, Füße mattenbreit aufstellen, Hände unter den Schultern.

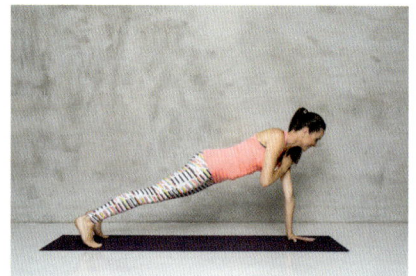

Mit der Atmung abwechselnd mit der rechten Hand an die linke Schulter und mit der linken Hand an die rechte Schulter tippen. `10 Wdh`

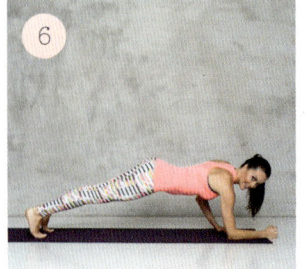

Ausatmen, auf die Unterarme gehen, einatmen, **Schiefe Ebene** → S. 44, `3 Wdh` pro Seite.

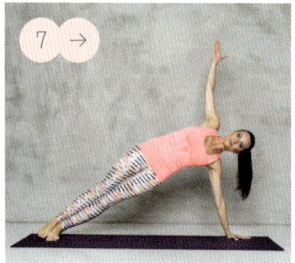

Einatmen, **Seitliche Bretthaltung** → S. 45.

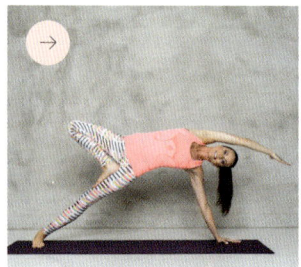

Fußsohle an die Innenseite des unteren Oberschenkels legen, Hüfte anheben, Arm über den Kopf strecken.

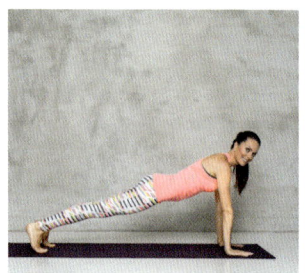

Ausatmen, **Schiefe Ebene** → S. 44.

Übungsziel — Die Abfolge setzt durch die enthaltenen »Herzöffner« besonders viel Energie frei und fokussiert sich darauf, deinen Körper zu straffen, deine Gewichtsabnahme zu beschleunigen und innere Ruhe sowie ausgeglichene Emotionen dir selbst und anderen gegenüber herzustellen.

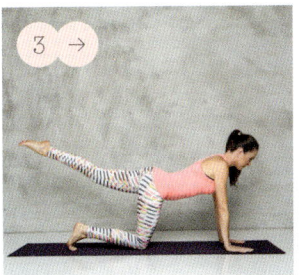

Vierfüßlerstand → S. 43, einatmen, ein Bein auf Hüfthöhe nach hinten strecken.

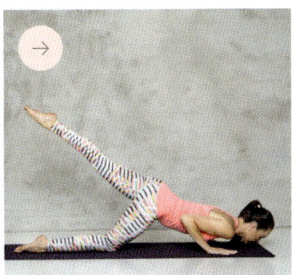

Ausatmen, halber Liege-stütz, Ellbogen eng am Oberkörper, Nacken lang.

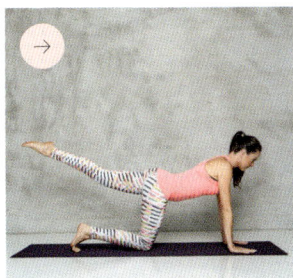

Einatmen, in den Vierfüßlerstand zurückkommen.

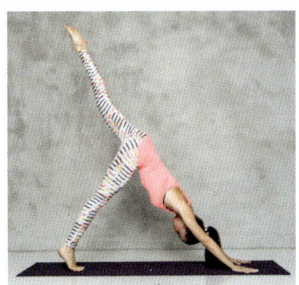

Ausatmen, **Dreibeiniger Hund** → S. 30.

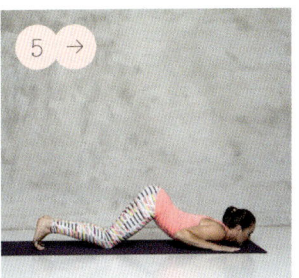

Ausatmen, **Knie-Brust-Kinn** → S. 18.

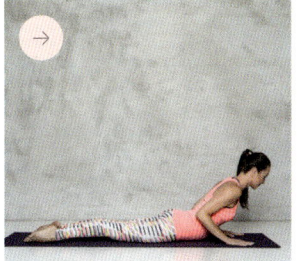

Einatmen, **Kobra** → S. 19.

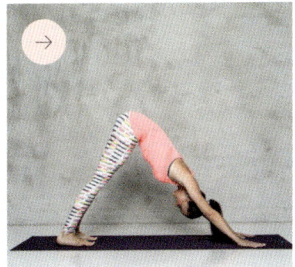

Ausatmen, **Herabschau-ender Hund** → S. 17, 5 Atemzüge.

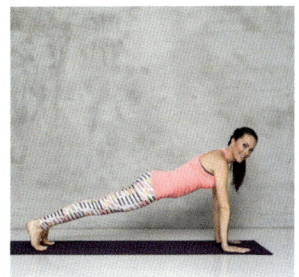

Einatmen, **Schiefe Ebene** → S. 44.

Wiederhole Teil 7 auf der anderen Seite.

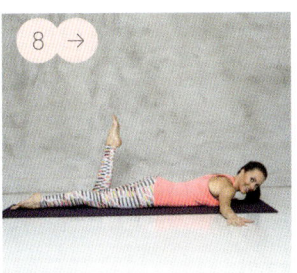

Ausatmen, in Bauchlage Arm auf Schulterhöhe zur Seite strecken, Bein auf der anderen Seite anwinkeln.

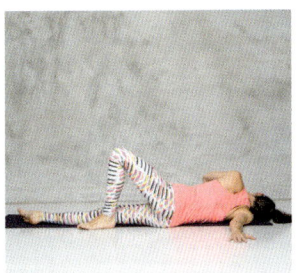

Ausatmen, auf die Seite rollen. Fuß hinter das Knie stellen. Ausatmen, zurück in die Bauchlage kommen.

Wiederhole Teil 8 auf der anderen Seite.

Definierte Arme und starker Rücken

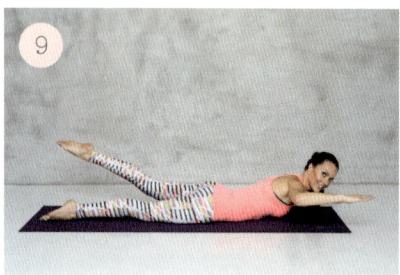

Arme auf Schulterhöhe anwinkeln. Einatmen, Arm und entgegengesetztes Bein anheben. Ausatmen, ablegen. 5 Wdh pro Seite im Wechsel.

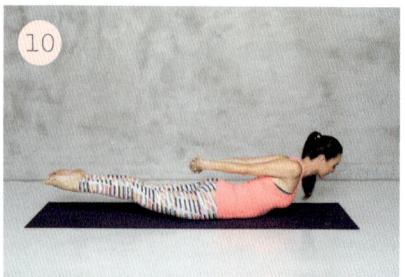

Einatmen, **Heuschrecke** → S. 35, 5 Atemzüge.

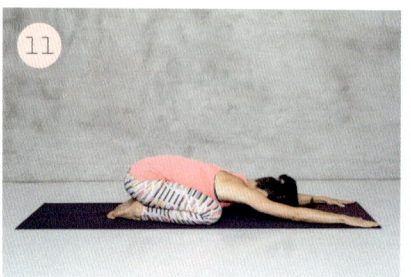

Ausatmen, **Kindhaltung** → S. 54, Arme nach vorne ausstrecken, 5 Atemzüge.

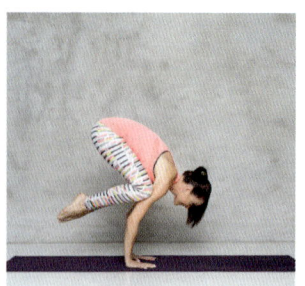

Einatmen, **Krähe** → S. 32, 5 Atemzüge.

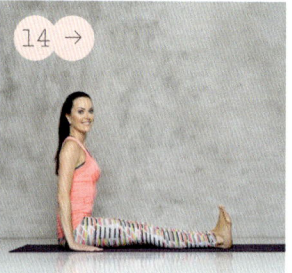

Stocksitz. Beine lang, Füße flexen, Hände neben die Hüfte stellen, Wirbelsäule ist gerade.

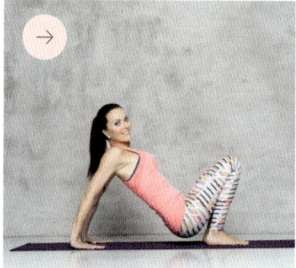

Einatmen, Gesäß anheben und zu den Fersen schieben.

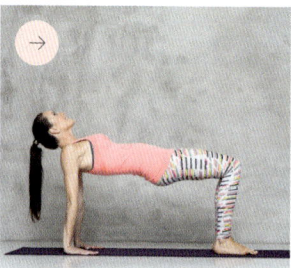

Ausatmen, **Tisch** → S. 34.

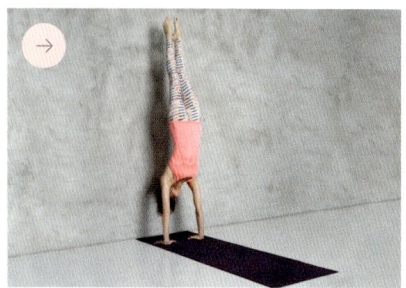

Ausatmen, **Handstand** → S. 48.

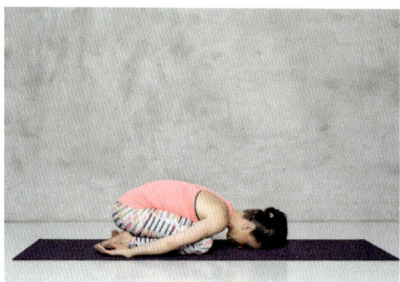

Ausatmen, **Kindhaltung** → S. 54.

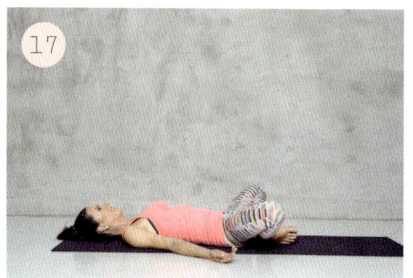

Liegender Schmetterling → S. 52, 5 Atemzüge.

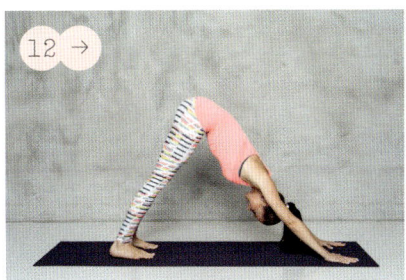

Ausatmen, **Herabschauender Hund** → S. 17.

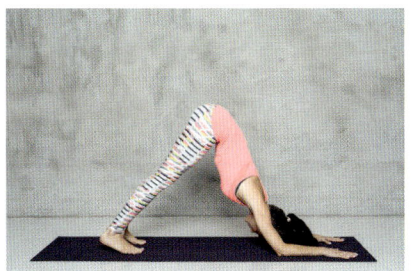

Einatmen, Unterarme senken, **Delphin** → S. 46, ausatmen, Unterarme heben, zurück in den **Herabschauenden Hund.** 5 Wdh

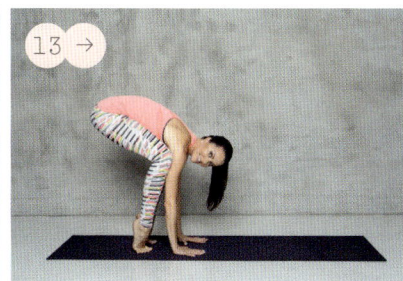

Ausatmen, in der Hocke Knie zur Seite öffnen. Bauchnabel zur Wirbelsäule ziehen, Beckenboden heben.

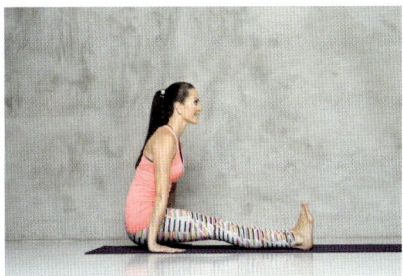

Einatmen, Gesäß wieder zu den Fersen schieben. Ausatmen, Gesäß nach hinten schieben, aber nicht ablegen. 5 Wdh

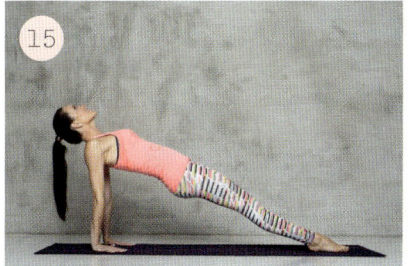

Umgekehrter Liegestütz. Einatmen, den Körper kraftvoll nach oben heben, 5 Atemzüge.

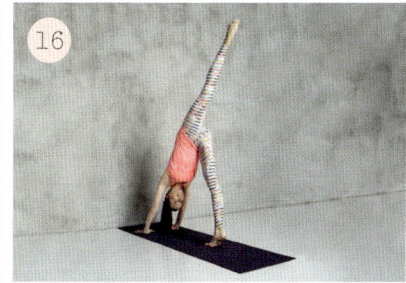

Ausatmen, **Herabschauender Hund** → S. 17, Hände 20 cm vor Wand, Bein nach oben strecken, Standbein beugen, in den Handstand schwingen.

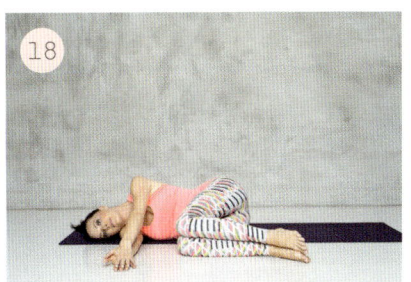

Knie zur Brust ziehen, ausatmen, zur Seite ablegen. Arme auf der gleichen Seite in Schulterhöhe aufeinander ablegen.

Wiederhole Teil 18 auf der anderen Seite.

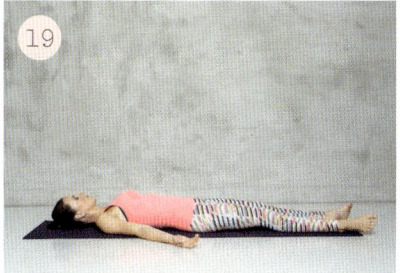

Totenstellung → S. 55.

Ein Tipp von Kate: Wie du dich immer wieder motivieren kannst

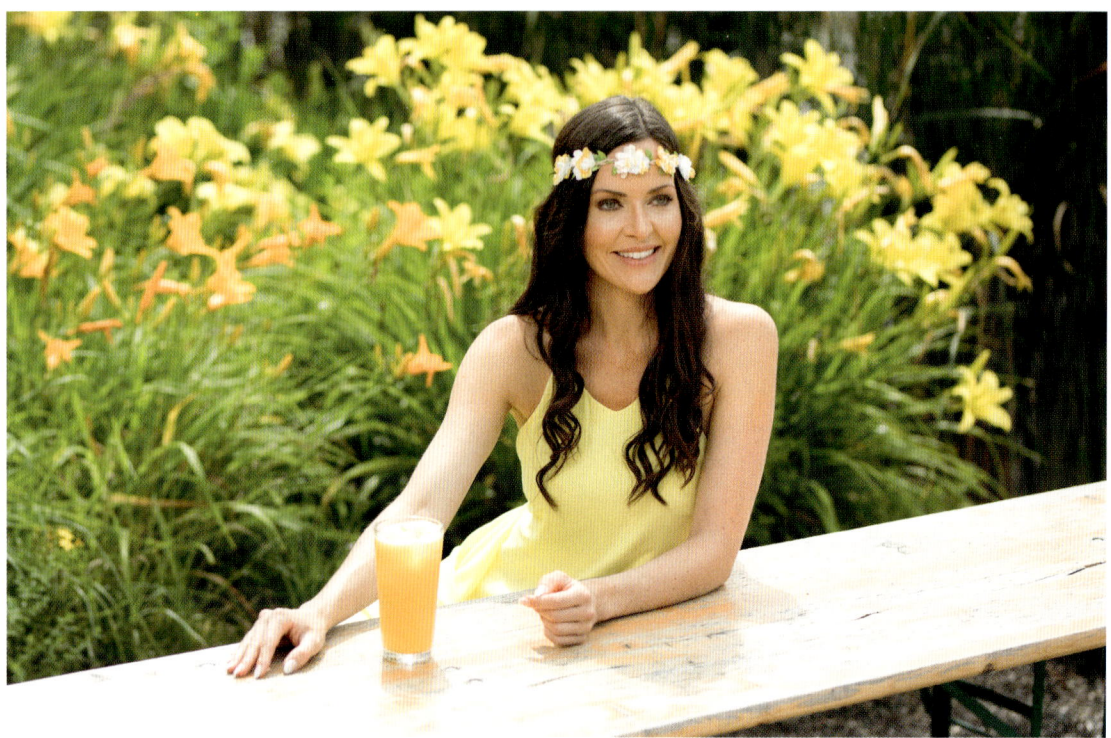

Wir beide wissen, dass alle Diät- und Sport-programme dieser Welt dir nichts nützen, wenn du dich nicht daran hältst. Und was ist der häu-figste Grund für unser Scheitern?

Richtig, die Motivation.

Ob du deine Ziele erreichst, hängt ganz stark davon ab, wie konsequent du sie verfolgst. Dies gilt auch für Anleitungen in diesem Buch. Ich gebe dir darin einen Weg vor … aber gehen musst du ihn selber.

In den vergangenen Jahren habe ich eine Menge Seminare zu transformativer Körperarbeit besucht und außerdem bin ich ein großer Fan von US-Motivationscoach Anthony Robbins. Deshalb möchte ich dir nun ein paar hilfreiche Gedanken vorstellen, die es mir persönlich immer sehr viel leichter gemacht haben, an den Zielen für meinen Körper, meine Ernährung und meine Gesundheit festzuhalten.

Eine meiner Lieblingsübungen mache ich regel-mäßig morgens direkt nach dem Aufstehen oder abends vor dem Schlafengehen. Sie ist leicht umzusetzen und sehr effektiv.

Die einzige Aufgabe besteht nämlich darin, dir selber ein paar Fragen zu stellen und zu beantworten. Mich inspiriert diese Übung immer sehr, weil sie mir Denkanstöße und Impulse gibt – und damit auch die Motivation, die mir manchmal fehlt.

Hier einige Fragen, die dir am Morgen Kraft geben:

- Worüber bin ich in meinem Leben im Moment glücklich? Was genau ist der Grund für dieses Glücklichsein? Wie fühle ich mich dadurch?
- Was begeistert mich in meinem Leben im Moment? Was genau ist der Grund für diese Begeisterung? Wie fühle ich mich dadurch?
- Worauf bin ich in meinem Leben im Moment stolz? Was genau ist der Grund für diesen Stolz? Wie fühle ich mich dadurch?
- Wofür bin ich in meinem Leben im Moment dankbar? (Nenne jeden Tag drei Dinge, egal, was dir gerade in den Sinn kommt.)
- Was genieße ich in meinem Leben im Moment am meisten? Was genau ist der Grund für dieses Genießen? Wie fühle ich mich dadurch?
- Wofür setze ich mich in meinem Leben im Moment besonders ein? Was genau ist der Grund für diesen persönlichen Einsatz? Wie fühle ich mich dadurch?
- Wen liebe ich? Wer liebt mich? Worin genau drückt sich diese Liebe aus? Wie fühle ich mich dadurch?

> »Dankbarkeit fängt
> beim Atmen an.«

Geeignete Fragen für den Abend sind:

- Was habe ich heute gegeben? Auf welche Weise habe ich heute andere beschenkt?
- Was habe ich heute dazugelernt?
- Was hat heute dazu beigetragen, dass ich meine Lebensqualität verbessern konnte, oder wie kann ich den heutigen Tag als Investition in meine Zukunft nutzen?

Ich verspreche dir, dass du mit diesen Fragen deinen Tag gut beginnen und sinnerfüllt beschließen wirst …

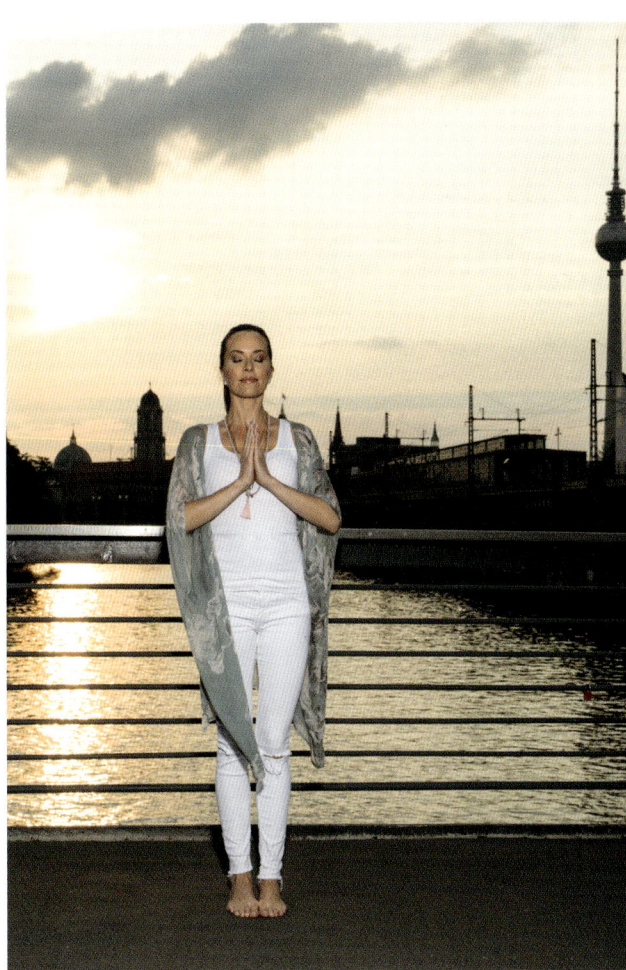

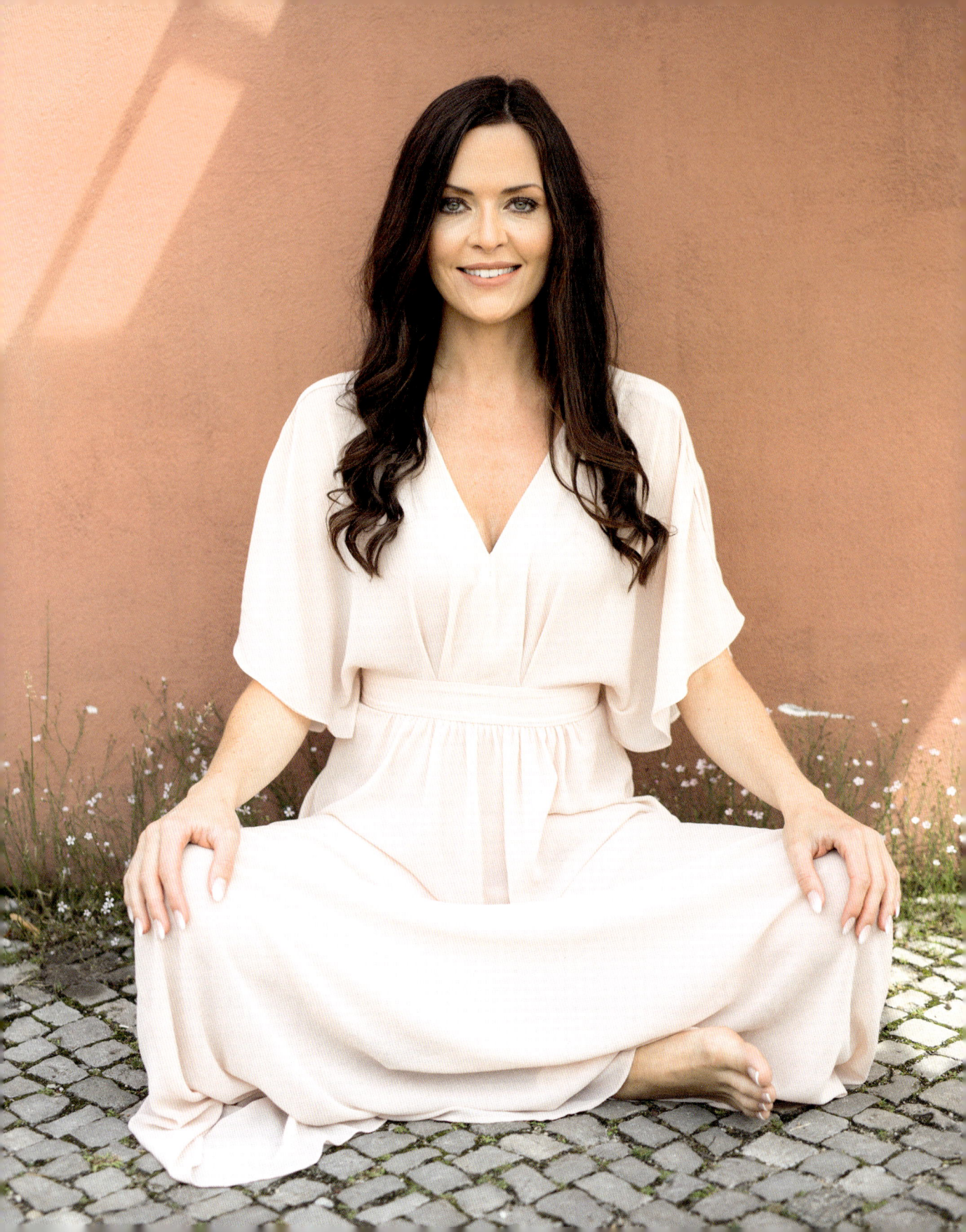

Meditation –
Dein Weg zu innerer Freiheit
und äußerer Schönheit

Was passiert eigentlich in unserem Gehirn, wenn wir meditieren? Und welche Auswirkungen hat Meditation auf unseren Körper?

Was den Yogis schon seit Jahrhunderten bekannt ist, konnte inzwischen auch wissenschaftlich belegt werden. Die Meditation bringt eine Reihe tiefgreifender Vorteile für die Gesundheit von Körper und Geist mit sich. Meditation ist ein entscheidendes und mächtiges Instrument, um die Macht deiner Gedanken dazu zu nutzen, deine Ziele zu erreichen. Wenn du etwas Bestimmtes in deinem Leben umsetzen möchtest, zum Beispiel deinen Körper in Form bringen, dann ist es wichtig zu lernen, wie du dein Gehirn darauf einstellst und deine Aufmerksamkeit und dein ganzes Handeln auf dieses Ziel fokussierst.

Warum und wie Meditation beim Abnehmen hilft

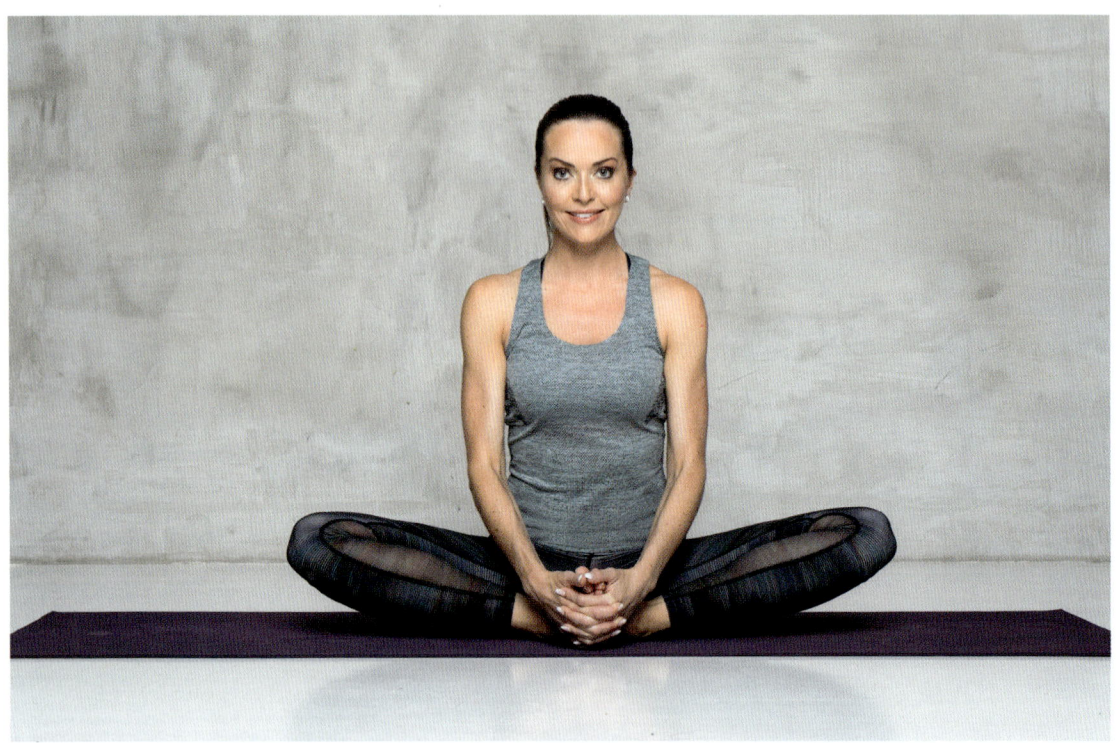

Einer der vielen phantastischen Vorteile der Meditation für Körper und Geist, von denen du profitieren kannst, liegt in dem Zusammenhang von Meditation und vermindertem Sauerstoffvebrauch.

Laut Forschung reduziert sich während der Meditation unser Sauerstoffverbrauch um 10 bis 20 Prozent. Dies sorgt für eine tiefe Entspannung, die sogar effektiver sein kann als eine Nacht mit viel Schlaf.

Bereits nach einigen Minuten konzentrierter Meditation tritt ein Zustand tiefgreifender Entspannung ein, der deine Herzfrequenz, deinen Atem und deine Muskelkontraktionen verlangsamt. Als Resultat benötigen die Körperzellen weniger Sauerstoff.

Warum ist dieser Zustand wünschenswert? Weil der mit der Reduktion des Sauerstoffverbrauches verbundene Entspannungszustand dich revitalisiert und energetisiert. In diesem Stadium kann dein Körper sich von seinen normalen Aktivitäten erholen und daran gehen, Zellen und Gewebe zu reparieren, was deiner Gesundheit, deiner Seele und deinem Aussehen unbedingt zugutekommt.

Bevor ich dir die vier wichtigsten Gründe vor-
stelle, warum Meditation dir bei der Gewichtsreduktion helfen kann, möchte ich dir eine Frage
stellen:

Worauf kommt es am allermeisten an, wenn
du abnehmen möchtest?
Ganz genau … auf deinen Kopf!

Bitte verstehe mich an dieser Stelle nicht falsch.
Natürlich sind Ernährung und Bewegung extrem
wichtige Faktoren auf deinem Weg zum Traumkörper. Aber du wirst nur dann neue gewichts-
reduzierende Gewohnheiten in deinen Alltag
integrieren und etablieren können, wenn du
diese vorher in deinem Kopf »integrierst und
etablierst«.

Grund 1:
Meditation verstärkt
bewusstes und verringert
impulsives Handeln.

Sind wir doch einmal ehrlich. Die überflüssigen
Pfunde sind nicht ohne Grund da, wo sie sind.
Sie sind normalerweise das Ergebnis von ungesunder und ungünstiger Ernährung über einen
längeren Zeitraum hinweg. Vielen Menschen fällt
es schwer, ihr Ziel »Traumkörper« langfristig zu
verfolgen und jeden Tag bewusst die Handlun-
gen umzusetzen, die dafür erforderlich sind.

Genau an diesem Punkt kommt Meditation ins
Spiel. Sie sorgt dafür, dass du deine Gedanken-
muster besser beherrschst, was gerade bei einer
Diät extrem entscheidend sein kann. Meditation führt dazu, dass du deine Langzeitziele in

Bezug auf deinen Körper besser fokussieren
und dadurch täglich bessere Entscheidungen
hinsichtlich deines Ernährungs- und Bewegungs-
verhaltens treffen wirst.

Grund 2:
Meditation bewirkt die
gleichen neurochemischen
Prozesse im Gehirn
wie suchterzeugende
Nahrungsmittel.

Wenn du zum Beispiel eine Tafel Schokolade
isst, dann werden dadurch große Menge an
Hormonen wie Dopamin oder Endorphin ausgeschüttet, die ein angenehmes Gefühl in dir
auslösen (von dem schlechten Gewissen, das
du möglicherweise hast, einmal abgesehen).

Meditation macht genau das Gleiche. Wenn du
meditierst, hast du weniger starke Gelüste nach
Essen, zum Beispiel ein geringeres Verlangen
danach, nachts den Kühlschrank zu plündern,
und infolgedessen einen besser funktionieren-
den Geist und einen gesünderen und schlanke-
ren Körper.

Grund 3:
Meditation senkt Angst-
zustände und Depressionen.

Es gibt viele Gründe, warum wir Menschen oft
mehr essen, als eigentlich nötig und gesund
für uns wäre. Ein Grund dafür ist sogenanntes
»Stress-Essen«, wenn wir in einem negativen
Gefühlszustand wie beispielsweise Angst,
Depression, Trauer oder Frust stecken. So gut
wie jeder Mensch kennt solche Situationen. Ich
selber kenne sie und du kennst sie sicherlich
auch.

Meditation verbessert deine körperliche und mentale Reaktion auf Stress, weil sie die Schwelle anhebt, ab der du ein Ereignis physisch und psychisch als stressig bewertest. Dadurch wird dein Empfinden von negativen Emotionen verringert. Angstzustände, Depressionen und (Ess-)Süchte haben weniger Macht, sodass du in der langfristigen Folge weniger Körperfett ansetzt.

Grund 4:
Meditation stärkt deine
Willenskraft.

Studien haben gezeigt, dass Menschen mit ausgeprägter Willensstärke sehr hohe Aktivitäten im dorsolateralen präfrontalen Cortex aufweisen. Auch bei Meditierenden sind diese Hirnregionen hoch aktiv, wie Messungen beweisen.

Wenn du regelmäßig meditierst, trainierst du damit deinem Gehirn Disziplin und Durchhaltevermögen an, sodass du nachhaltige Ernährungsentscheidungen treffen wirst, die mit den Bedürfnissen deines Körpers und deinem Ziel »Wunschfigur« in Einklang stehen.

Dein Gehirn: Ein »Muskel«,
den du trainieren kannst

Meditationen aktivieren besonders die Hirnregionen, die für Stressreduzierung zuständig sind. Wenn du meditierst, wird deine Atmung entspannt, langsam und tief, was einen positiven Effekt auf das parasympathische Nervensystem und damit auf deine Erholung hat. Durch eine gute Atmung versorgst du deine Zellen, Gewebe und Organe nämlich mit mehr sauerstoffhaltigem Blut.

Die transformierende Wirkung, die Meditation auf Körper und Geist haben kann, ist belegt.

Bereits eine kleine und einfache Meditation kann präventiv und wirkungsvoll bei Stress sein. Zudem wird die Cortisolproduktion verringert, was dir beim Abnehmen helfen kann, da bei einem dauerhaft hohen Cortisolspiegel vermehrt Fettsäuren aus den Fettzellen freigesetzt und später wieder eingelagert werden.

Weitere positive Wirkungen: Meditation aktiviert das körpereigene Belohnungssystem in deinem Gehirn, ohne dass du in ungesunde Ernährungsgewohnheiten zurückfällst. Meditation versetzt dich in die Lage, deine Gedanken und destruktive Verhaltensmuster zu kontrollieren.

Deine Work-Life-Balance

Wenn du gefragt wirst, wie es dir geht, wie oft hast du dann schon »Ich habe viel zu tun« oder »Ich bin im Stress« geantwortet? Scheinbar ist »beschäftigt« mittlerweile ein Synonym für »gut« geworden.

Im Jahr 2016 wurde ich ziemlich krank. Ich kam ins Krankenhaus und kämpfte dort um mein Leben. Trotz zahlreicher Untersuchungen konnten die Ärzte nicht herausfinden, was ich hatte. Wenn ich heute zurückblicke, dann bin ich mir sicher, dass mein Hauptproblem der ständige Stress war, der Wunsch nach Perfektion und die eigene Erwartung an mich selber waren erdrückend. Auf die Warnsignale meines Körpers hatte ich nicht gehört.

Mir ist klar, dass es vielen anderen Menschen genauso geht. Stress ist weit verbreitet, aber oft bleibt er als Ursache von Migräne, Depressionen, Schilddrüsenerkrankungen, Schlafstörungen oder Erschöpfung unentdeckt. Stress richtet lautlos Schaden an und wird zur Quelle noch schlimmerer Erkrankungen.

Meditationsübungen

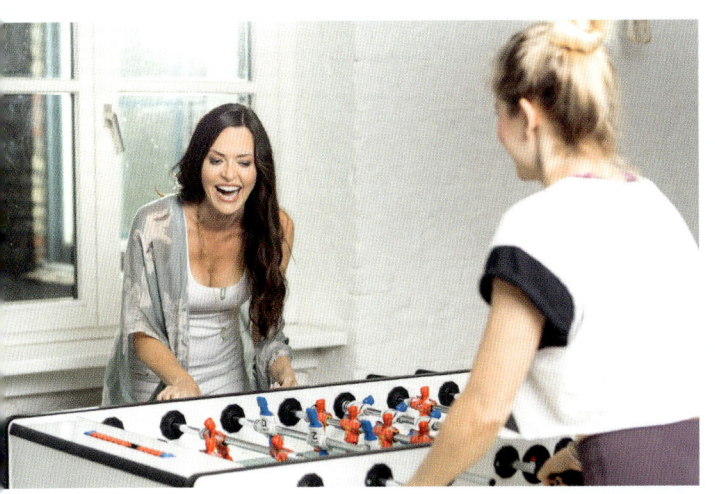

Bevor ich krank wurde, habe ich mich auf eine gewisse Art und Weise immer schuldig und auch faul gefühlt, wenn ich nicht gestresst war. Kommen dir diese Denk- und Verhaltensmuster bekannt vor? Dabei ist nichts falsch daran, wenn du nicht gestresst bist und deinen Kaffee gemütlich im Sitzen trinkst anstatt »to go« ...

Stress ist pures Gift für deine Organe, Muskeln und Zellen. Sie arbeiten härter und schneller, was auf Dauer zu einer lang anhaltenden Erschöpfung führen kann. Die wiederum kann in einer chronischen Unzufriedenheit resultieren, weil du ständig deine mentalen und physischen Kapazitäten ausreizt, um den immer größer werdenden Anforderungen gerecht zu werden. Es ist ein Teufelskreis. Aber du hast eine Reihe von Möglichkeiten, aus diesem Kreislauf auszubrechen – und eine sehr gute Möglichkeit ist Meditation.

Einfache Meditationstechnik für den Einstieg

Setz dich entspannt auf einen Stuhl. Stelle deine Füße hüftbreit geöffnet auf den Boden.

Entspanne deine Schultern und richte deine Wirbelsäule auf, aber ohne den Bauch einzuziehen. Ziehe deinen Scheitel nach oben, um die Halswirbelsäule zu strecken. Lege deine Hände achtsam in den Schoß und schließe deine Augen.

Fokussiere dich auf deinen Atem und bemerke, wie er in dich hinein und wieder heraus fließt. Wiederhole dabei im Geiste die Worte »Ich atme ein. Ich bin. Ich atme aus, Frieden«.

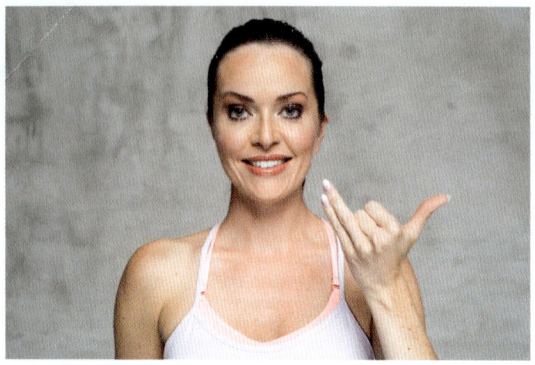
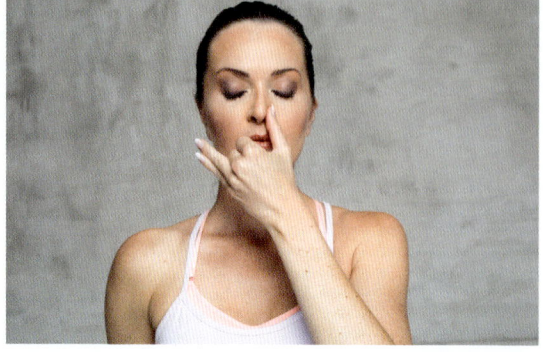
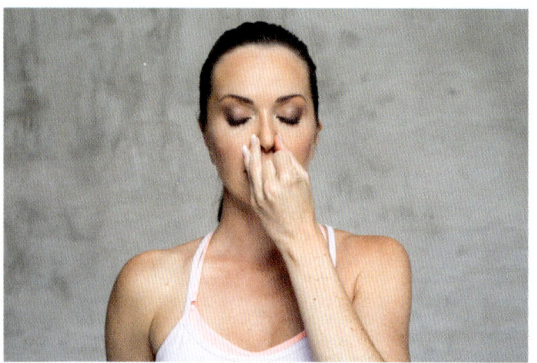
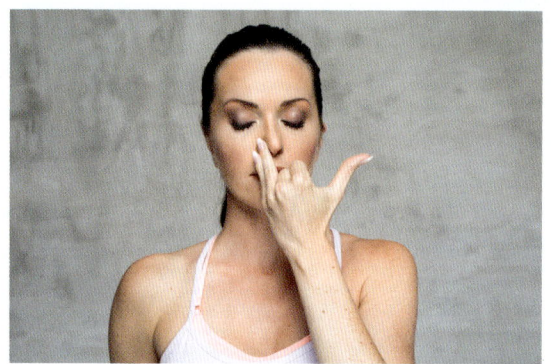

Einfache Atemtechnik zum Einschlafen oder zur Beruhigung

Atme 4 Sekunden ein.

Halte den Atem für 7 Sekunden an.

Atme 8 Sekunden durch den Mund aus.

Wiederhole diese Übung mehrmals hintereinander.

Die Nadi Shodhana (Wechselatmung)

Die Wechselamtung (Abb. oben) beruhigt, befreit die Energiebahnen von Blockaden und bringt rechte und linke Gehirnhälfte in Einklang.

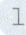

Atme tief ein und vollständig aus.

Verschließe dein linkes Nasenloch mit dem Ring-finger und dem Daumen und atme dann durch dein rechtes Nasenloch vollständig ein (am besten 6 oder 8 Sekunden).

Verschließe dann beide Nasenlöcher mit Dau-men, Ringfinger und kleinem Finger und halte

4 Sekunden die Luft an. Atme durch dein linkes Nasenloch 6 (oder 8) Sekunden aus.

Verschließe wieder beide Nasenlöcher und halte für 4 Sekunden die Luft an. Atme dann durch dein linkes Nasenloch für 6 (oder 8) Sekunden tief ein.

Verschließe erneut beide Nasenlöcher und halte für 4 Sekunden die Luft an. Jetzt atmest du durch dein rechtes Nasenloch für 6 (oder 8) Sekunden aus.

Meditation 1: Heilende buddhistische Meditation

Mit dieser Meditation setzt du Oxytocin frei, das den Alterungsprozess deines Körpers verlangsamt, dein Herz stärkt und deinen Geist befreit.

Schließe deine Augen, richte die Aufmerksamkeit auf deine Atmung, spüre in dich hinein und entspanne einfach nur deinen Körper und deinen Geist.

Stelle dir nun ein pinkes Licht vor, das sich im Bereich deines Herzens befindet, sich dort immer weiter ausweitet und Liebe, Mitgefühl und Güte ausstrahlt.

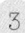

Nun stelle dir vor, dass dieses Licht anfängt, aus deinem Herzen heraus zu wachsen — und zwar in Richtung von jemandem, der dir nahesteht, oder etwas, das dir wichtig ist. Sieh im Geiste

dabei zu, wie dieses Licht dort ankommt und Liebe, Mitgefühl und Güte weitergibt. Stelle dir nun vor, wie du in physischem Kontakt mit dieser Person, diesem Tier oder diesem Ort bist. Spüre bewusst die Emotionen, die du damit verbindest.

Richte deine Aufmerksamkeit danach wieder auf die Region deines Herzens und stelle dir ein weiteres Licht vor, das sich wieder in die Richtung eines lieben Menschen, eines geliebten Tieres oder eines schönen Platzes bewegt. Lasse deine Gedanken schweifen und stelle dir den Weg dieses Lichtes vor, bis es dort ankommt, wo es ankommen soll, und wieder positive Gefühle ausstrahlt. Stelle dir die Wärme vor, die du selber spürst, wenn du mit der Person, dem Tier oder dem Ort in Kontakt bist, und baue so eine mentale Verbindung auf.

Danach schenkst du deine Aufmerksamkeit wieder dem Bereich deines Herzens. Stelle dir vor, wie sich das pinke Licht über deinen ganzen Körper ausbreitet und alle deine Zellen in jedem Körperteil erreicht und mit Liebe, Mitgefühl und Güte überstrahlt.

Atme noch ein paarmal tief ein und aus, bringe deine Aufmerksamkeit zurück in die Zeit und den Ort, an dem du dich gerade befindest, bewege sanft deine Hände und Füße, dehne dich ein wenig, öffne die Augen und genieße das wunderbare Gefühl nach dieser Meditation.

Wiederhole diesen Vorgang für drei bis sieben Minuten, um die optimale Wirkung zu erzielen.

Meditation 2:
Auflösungsmeditation

Diese Meditation verhilft dir zu mehr Grundvertrauen und tiefer Ruhe. Du erzeugst damit ein tiefes Verbundenheitsgefühl zwischen dir, deiner Welt und deinem Körper und gehst sicherer und konsequenter durch dein Leben.

Lege dich auf den Rücken.

Konzentriere dich zunächst für ein paar Sekunden auf deine Atmung und verschiebe dann die Aufmerksamkeit auf deinen Körper: Mache dir bewusst, mit welchen Körperteilen du den Untergrund berührst, auf dem du liegst, fühle genau in dich hinein und spüre, wie du von der Erde getragen wirst. Wenn es irgendwelche Stellen gibt, an denen du angespannt bist, kannst du versuchen, die Verspannung mit jedem Atemzug ein wenig mehr zu lösen.

Schließe nun die Augen und stelle dir vor, wie sich um dich herum Schritt für Schritt alles auflöst. Die Farben in deiner Umgebung werden dabei immer undeutlicher, alles verschwimmt und du nimmst nur noch deinen Körper wahr. Mit jedem Atemzug sinkst du dabei tiefer in den Boden und spürst, wie eine tiefe Ruhe deinen ganzen Körper durchstrahlt.

Nun beginnst auch du, dich aufzulösen. Die Grenze zwischen deinem Körper und dem Raum beginnt zu verschwimmen, dein Körper wird immer leichter und du selber bist ein helles Strahlen, das sich mit allem um dich herum vereint.

In diesem Schwebezustand verbleibst du so lange, wie es angenehm für dich ist.

Zum Schluss nimmst du einen sehr tiefen Atemzug, lässt die Luft ausströmen und beobachtest vor deinem geistigen Auge, wie dein Körper und deine Umgebung wieder ihren ursprünglichen Zustand annehmen.

Meditation 3:
Meditation des Horizonts

Eines der schlimmsten Symptome von Stress ist, dass wir nicht mehr abschalten können und permanent über alles nachdenken. Unsere Gedanken beschäftigen uns Tag und Nacht.

Mit dieser Meditation kannst du deine Gehirnwellen verändern und deine Gedanken beruhigen und dadurch entscheidende Veränderungen in deinem Denken und damit letztendlich an deinem Körper herbeiführen. Sie eignet sich besonders dann, wenn du Schwierigkeiten hast, dich zu konzentrieren, du dich müde und unkreativ fühlst, oder in Situationen, in denen du deine Augen nicht schließen kannst. Nur eine einzige Minute Ausführung kann deinen Geist zur Ruhe bringen, damit du wieder Inspiration und Energie findest.

Stelle dir vor, dass deine Gedanken ein
bestimmtes Muster abbilden, das durch ein
Gerät sichtbar wird. Auf einem schwarzen
Bildschirm siehst du eine grüne Linie, die ent-
sprechend der Heftigkeit deiner Gedanken
nach oben und unten ausschlägt (wie bei einem
Monitor, der den Herzschlag eines Menschen
aufzeichnet). Nun stelle dir diese grüne Linie
horizontal und flach vor, weil deine Gedanken
in diesem Moment angehalten werden und du
dich von dem Chaos um dich herum befreist.
Es ist ein entspannendes Bild voller Stabilität.
Die grüne Linie ist gerade ohne eine einzige
Schwankung – wie der Horizont, wenn das
Meer ganz ruhig ist.

Wenn du die Meditation mit geöffneten Augen
durchführst, kannst du auch eine horizontale
Linie in deinem Blickfeld als Anhaltspunkt nehmen, zum Beispiel einen Bilderrahmen, ein Regal
oder einen Monitor. Wenn du dich nur einige
Sekunden lang auf die horizontale Linie konzen-
trierst, wirst du sofort ruhiger und entspannter.

Nun schickst du eine Botschaft zur Entspannung
an jede Zelle deines Körpers. Stelle dir ein
weiß-goldenes Licht vor, das deinen Körper,
jeden Muskel, jeden Knochen, jedes Organ und
jede Zelle durchdringt und deinen Körper und
deinen Geist befreit. Du fühlst dich sicher in
diesem entspannenden Zustand und beginnst zu
regenerieren.

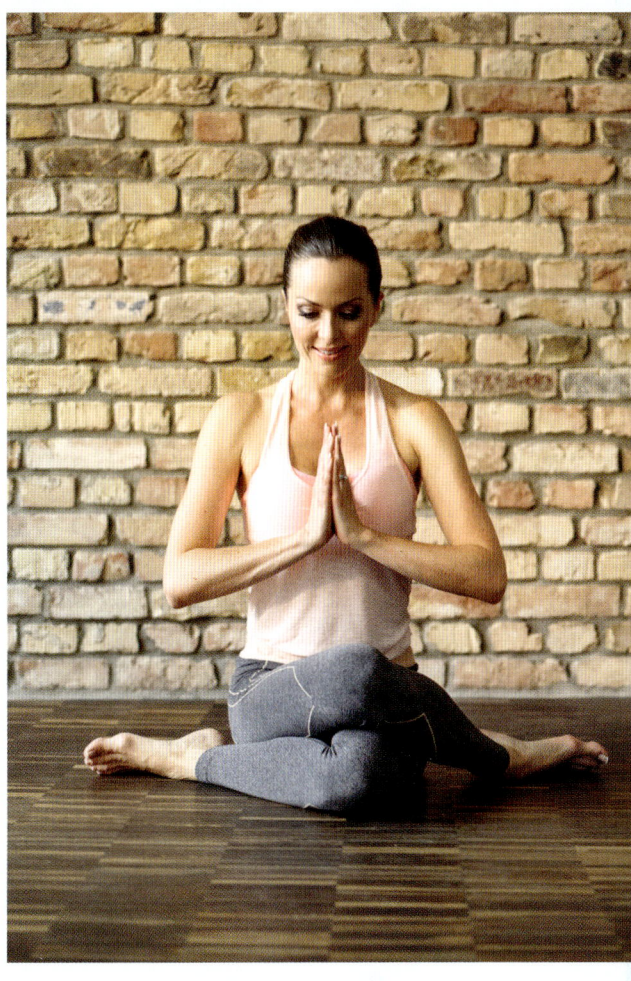

3

Falls irgendwelche Gedanken hochkommen,
beobachtest du sie einfach nur und fokussierst
dich wieder auf die horizontale Linie.

»Wenn unser Geist
ruhig wird,
spricht unsere Seele
lauter.«

Drei Mini-Meditationen für unterwegs

Die folgenden drei Mini-Meditationen nenne ich auch »Meditationen to go«, weil sie schnell und einfach umsetzbar sind und du sie auch durchführen kannst, wenn du nicht in Ruhe zuhause bist, sondern mit dem Auto im Stau stehst, mit der Bahn zur Arbeit fährst, beim Friseur auf deinen Termin wartest oder auf dem Weg zum Supermarkt bist.

Meditation des Lächelns

Es ist bewiesen, dass Lächeln und Lachen entspannt, das Immunsystem stärkt, das Schmerzempfinden senkt und die Selbstheilungskräfte erhöht. Diese Meditation eignet sich daher besonders, wenn es dir gerade (aus welchem Grund auch immer) nicht so gut geht und deine Laune nicht die beste ist.

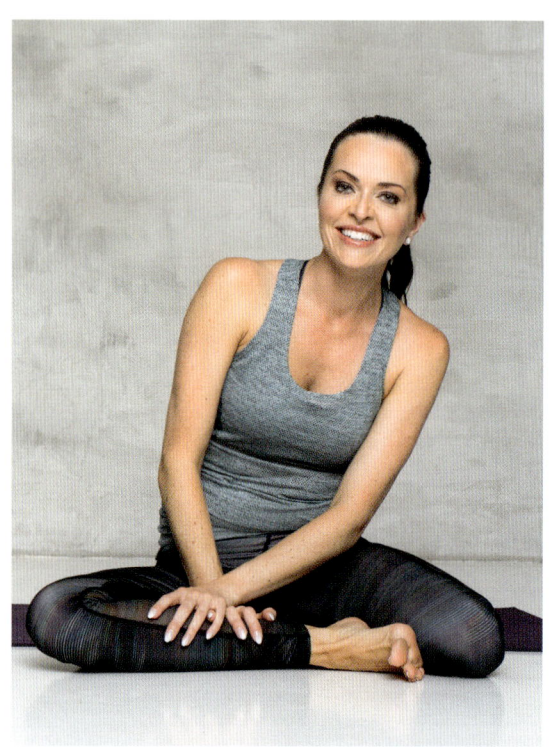

Denke an jemanden oder etwas, das dich zum Lächeln bringt – und lächle.

Spüre die Energie und Freude dieses Lächelns und atme sie ein in dein Herz.

Atme aus und spüre ein Gefühl der Wärme um deinen Körper herum strömen.

Stelle dir vor, dass dieses Gefühl deinen ganzen Körper durchläuft, sei dankbar für alle Bestandteile deines Körpers und lächle sie innerlich an.

> »Frieden beginnt mit einem Lächeln.«

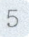

Lächle weiter und lasse die Kraft dieses Lächelns in und an deinem ganzen Körper entlangwandern.

Stelle dir etwas vor, das dich glücklich macht, atme dieses Glücksgefühl wieder in dein Herz und anschließend wieder aus und verteile es um deinen ganzen Körper.

Meditation der Befreiung

Diese Meditation kannst du vor allem dann machen, wenn du dich von schweren Gedanken oder unangenehmen Spannungen im Bauch befreien möchtest.

Lege deine linke Hand auf deinen Kopf und deine rechte Hand auf deinen Bauch und spüre die Unruhe in beiden Bereichen. Atme einige Male tief ein und aus.

②

Nimm deine linke Hand von deinem Kopf und lege sie auf dein Herz. Damit lässt du symbolisch deine mentale Unruhe hinter dir. Atme einige Male tief ein und aus.

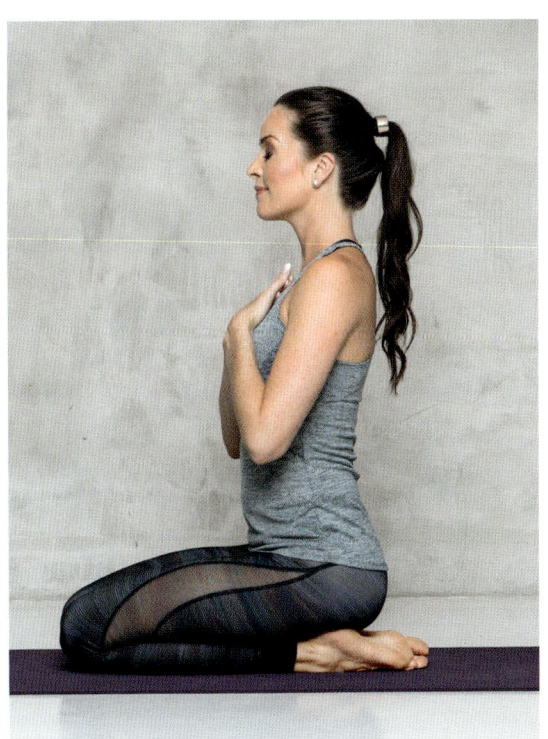

③

Nimm deine rechte Hand von deinem Bauch und lege sie auf deine linke Hand. Damit gibst du symbolisch die Ängste und Erwartungen ab, die du mit dir herumträgst.

④

Verweile nun für einige Atemzüge in dieser Position und fokussiere dich auf deinen Herzschlag und deine Atmung. Schicke Dankbarkeit durch deinen Körper.

Meditation der Sonne

Diese Meditation ist eine Möglichkeit, Mut und Kraft zu tanken, wenn du dich ängstlich und kraftlos fühlst, weil du besondere Herausforderungen bewältigen musst.

①

Lege eine Hand sanft auf deinen Bauch und fühle die Wärme, die von dieser Region ausgeht wie von der Sonne.

②

Stelle dir vor, wie das warme und scheinende Licht der Sonne aus deinem Bauch hervortritt und deinen ganzen Körper und Geist energetisiert.

③

Atme tief in deinen Bauch hinein und stelle dir vor, wie du dich mit der Kraft der Sonne auflädst und dadurch neue Stärke entwickelst.

④

Finde ein persönliches Mantra (zum Beispiel »Ich bin ruhig, stark und ich schaffe das«) und spreche es dir im Geiste bei jeder Atmung vor, um dich mit deiner Willensstärke zu verbinden und Mut zu schöpfen.

Tipps von Kate:
Deine Meditation im Alltag

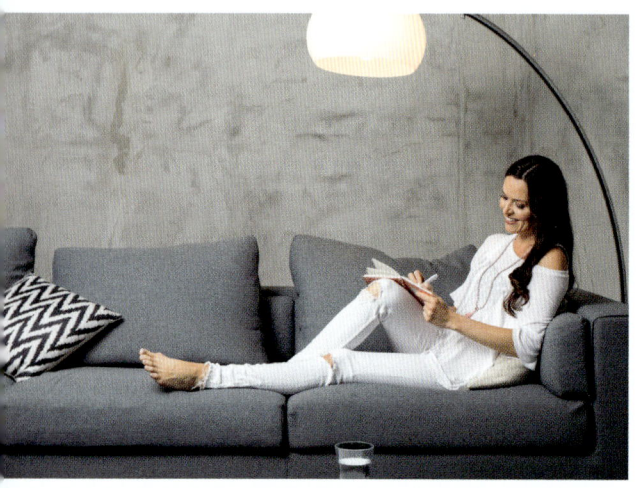

Weißt du, was das größte Hindernis für die meisten Menschen ist, die ihren Alltag und ihr Leben gesünder und freier gestalten möchten? Sie haben zu wenig Zeit. Aber fürs Meditieren genügen ein paar Minuten am Tag.

Hier ein paar meiner Lieblingsgelegenheiten, mir ein paar Minuten Zeit für mich selbst zu nehmen, um Körper und Geist miteinander in Einklang zu bringen:

• Morgens nach dem Aufwachen im Bett
• Beim Trinken meines Kaffees
• Beim Autofahren im Stau
• Während der Fahrt mit Bus oder Bahn
• In der Mittagspause
• Beim Kochen

Wenn du trotzdem gerade nicht weißt, wie du dir bewusst die Zeit für dich, für deinen Körper und damit für dein Leben nehmen kannst (Schlaf

zählt übrigens nicht dazu), möchte ich dir empfehlen, Folgendes zu tun:

Schreibe über ein oder zwei Tage ein Zeittagebuch und notiere genau, was du wann am Tag wie lange tust, zum Beispiel dich für die Arbeit fertig machen, Auto fahren, essen, den Haushalt machen, einkaufen, kochen, deinen Hobbys nachgehen etc. Wichtig dabei ist, dass du auch scheinbare Kleinigkeiten genau aufschreibst.

Schau dir am Abend deine Einträge an und überdenke folgende Aspekte: Wie und mit was verbringst du deine freie Zeit? Investierst du Zeit in Dinge, die nicht wirklich notwendig sind? Gibt es Tätigkeiten, die du delegieren kannst?

Das Ziel des Zeittagebuchs besteht darin, neue freie Zeitfenster zu schaffen, in denen du dich ausschließlich um dich, deine neuen Lebensgewohnheiten und deinen Körper kümmern kannst.

Wenn es darum geht, deine Yoga-Praxis in deinen Alltag einzubauen, ist Konsequenz der Schlüssel zum Erfolg. Meditiere am besten direkt am Morgen oder abends vor dem Schlafengehen. Kürzere Meditationen auf regelmäßiger Basis sind produktiver als längere Einzelsitzungen alle paar Wochen.

Wenn dir das guttut und du die Zeit dafür hast, peile am Anfang fünf Minuten pro Tag an und steigere die Dauer der Meditation dann jede Woche um jeweils eine Minute.

Nutze die Macht deiner Gedanken über deinen Körper

Im Grunde ist alles, was wir sagen und denken, eine Bestätigung. Jeder Gedanke, jedes Wort, auch unsere Selbstgespräche sind ein ununterbrochener Fluss von Bestätigung. Wir erschaffen und bekräftigen die Erfahrungen unseres Lebens mit jedem Wort, das wir sprechen, und mit jedem Gedanken, den wir denken.

Das Problem dabei ist, dass vieles, was wir denken und sagen, sehr negativ ist und dann auch keine positiven Erfahrungen erzeugt. Du solltest daher deinen Gedanken große Aufmerksamkeit schenken, um limitierende Glaubenssätze und Überzeugungen, die dich von deinem Traumkörper fernhalten, aufzulösen und stattdessen positive Glaubenssätze und Überzeugungen, die dich deinem Traumkörper näher bringen, aufzubauen.

Die Veränderung deiner Gedanken ist allerdings keine einmalige Maßnahme, sondern ein Prozess. Je öfter du dich dafür entscheidest, positive Gedanken zu haben, die liebevoll, voller Dankbarkeit und Glück sind, desto besser funktioniert die Selbstbejahung. Dies gilt besonders für positive Selbstbestätigung, die deinen Körper betrifft.

Du wirst dich nicht mehr daran erinnern können, aber als Baby hast du jeden Zentimeter deines Körpers geliebt. Du kanntest keine Schuld, keine Scham und du hast deinen Körper auch nicht mit anderen verglichen. Diese Gefühle kamen erst später, als du begonnen hast, deinen Körper zu kritisieren. Viel zu oft fokussieren wir uns eher auf das, was unser Körper nicht kann, anstatt das zu würdigen, was er kann. Dabei ist noch niemand durch »Selbstbeschimpfung« mit sich selbst ins Reine gekommen, aber durch Selbstliebe und Achtsamkeit schon.

Du selbst hast
die Kontrolle über deinen
Körper und dein Leben

Dein Unterbewusstsein, in dem sich unsere Gefühlswelt befindet, nimmt das, was du sagst und denkst, ungefiltert auf und akzeptiert dabei positive wie negative Gedanken und Aussagen in gleicher Weise. Deshalb ist es deine Aufgabe, es mit positiven Botschaften zu versorgen.

Auch jüngste Erkenntnisse aus der Epigenetik zeigen, dass unsere Zellen jedem unserer Worte und jedem unserer Gedanken in gewisser Weise unterworfen sind. Es ist wissenschaftlich erwiesen, dass positive Bestätigungen unser Gehirn und unseren Körper zum Besseren hin verändern

Das bedeutet, dass ein schöner, schlanker und fitter Körper für jeden Menschen möglich ist. Auch für dich – und auch dann, wenn deine genetischen Voraussetzungen vielleicht nicht das sind, was du selber als »ideal« bezeichnen würdest. Du kannst emotional, mental und physisch an dir arbeiten und damit dein Körpergefühl für immer verwandeln. Das ist etwas, wovon ich tief überzeugt bin.

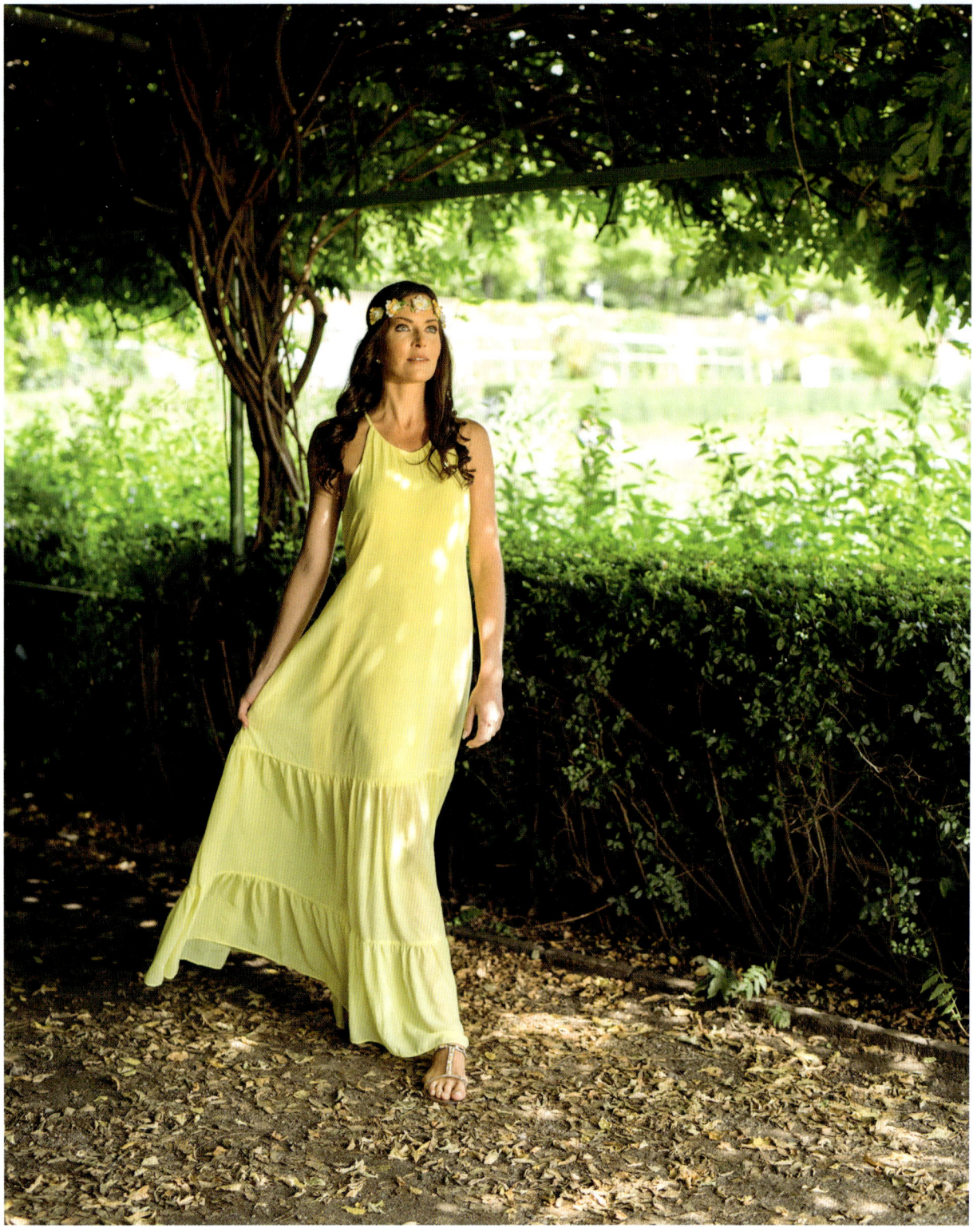

Meditation – Dein Weg zu innerer Freiheit und äußerer Schönheit

Die Kraft
der Visualisierung

Dein Ziel, Gewicht zu verlieren, kannst du durch den Prozess der Visualisierung wirksam unterstützen. Dabei benutzt du deine Vorstellungskraft dazu, in deinem Leben das zu erschaffen, was du wirklich möchtest, zum Beispiel deine Wunschfigur. In der Praxis bedeutet das, dass du deinen erwünschten zukünftigen Zustand mit allen Sinnen so wahrnimmst, als ob er bereits Realität sei. Visualisierung ist eine anerkannte Methode, um mit dem Unterbewusstsein zu kommunizieren, die sich unter anderem auch Spitzensportler zunutze machen.

Die Sprache des Unterbewusstseins ist ganz klar die Sprache der Bilder. Du lässt geistige Bilder entstehen und setzt dadurch in deinem Unterbewusstsein im symbolischen Sinne Anker als Orientierungspunkte. Je umfassender und detaillierter du dir das gewünschte Bild vorstellen kannst, desto motivierter wirst du sein, dein Wunschbild zu deiner Wirklichkeit zu machen.

Wie kannst du
die Kraft der Visualisierung
für dich und deine
Ziele nutzen?

Visualisiere genau, wie du gerne aussehen würdest: glücklich, gesund und dünner oder dicker. Stelle dir deine Wunschfigur so detailliert wie möglich vor und lasse keine Körperpartie aus. Es geht darum, dich mit allen Facetten so zu sehen, wie du gerne sein würdest. Alternativ kannst du auch ein Bild von dir in früherer Zeit betrachten, wenn du deine Figur von damals wieder erreichen möchtest.

Lasse dein Unterbewusstsein diese Bilder in sich aufnehmen und nimm ganz genau die Gefühle wahr, die im Moment der Visualisierung in dir entstehen.

Schließe dann die Augen, sehe dich selbst und stelle dir vor, dass du in diesem Zustand — mit deinem Wunschkörper — einen Strand entlanggehst, während die anbrandenden Wellen deine Füße umspielen und der Wind durch deine Haare streicht. Spüre in dich hinein und fühle die Situation mit allen Sinnen, als würdest du sie gerade wirklich erleben.

④

Rufe dir deine inneren Bilder im Verlauf des Tages regelmäßig, also nicht nur im Zustand bewusster Entspannung, wieder ins Gedächtnis.

Du selber bist die Hauptdarstellerin bzw. der Hauptdarsteller in deinem eigenen Film, in deinem individuellen Kopfkino. Das Erfolgsgeheimnis besteht darin, dich bereits jetzt so zu fühlen, als wärst du schon leichter, straffer und fitter. So wird die Visualisierung zu deinem ganz persönlichen »Umsetzungs-Turbo« in Sachen Gewichtsabnahme.

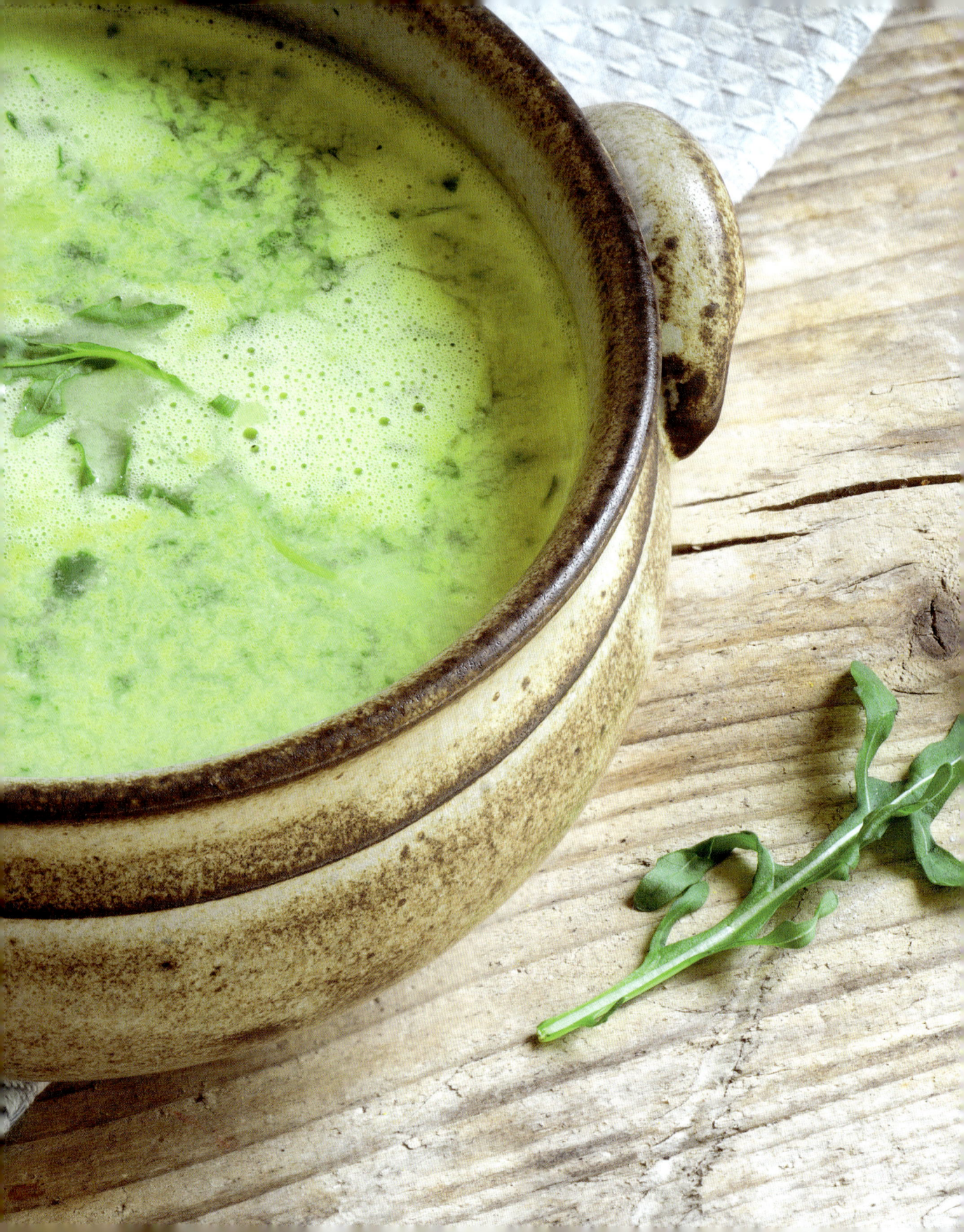

Die besten
Weight-Loss-Yoga-Rezepte

Ich empfehle eine ketogene Ernährung während der
Abnehmphase. Ketogene Ernährung ist eine besondere
Form der Low Carb Ernährung und meint:
keine schnell verwertbaren Kohlehydrate, dafür viel
Eiweiß und pflanzliche Fette. Führen wir unserem Körper
keine schnell verwertbaren Kohlehydrate mehr zu,
stellt sich der Stoffwechsel um und unser Körper wird in
den Zustand der Ketose versetzt. Die Leber bildet
somit aus Fett einen Glukoseersatz als Energielieferant
und Fettreserven werden angegriffen und reduziert.

Nahrungsmittel kombinieren

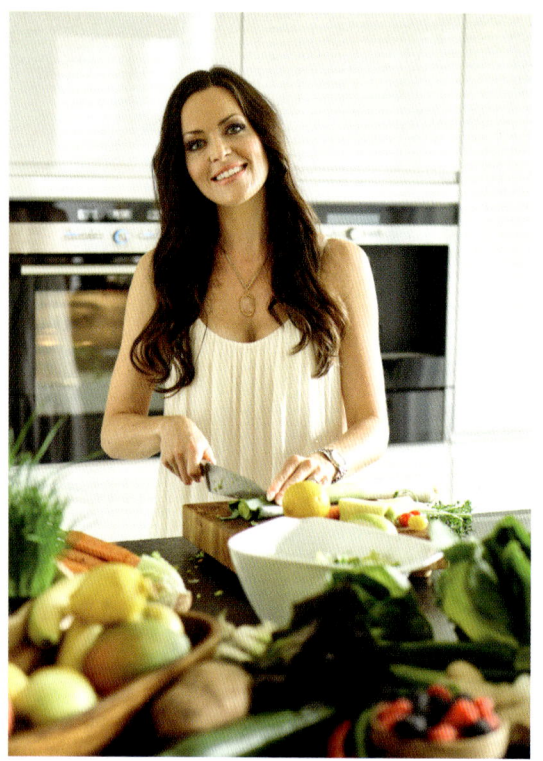

Ernährung bedeutet nicht nur Nahrungsaufnahme, sondern hängt eng mit dem Verb »nähren« und dem Adjektiv »nahrhaft« zusammen. Mit deiner Ernährung solltest du deinem Körper im Idealfall das zur Verfügung stellen, was er braucht, um sowohl nach außen als auch nach innen attraktiv und gesund zu sein.

Wenn du bestimmte Nahrungsmittel in idealer Weise miteinander kombinierst, legst du die perfekte Grundlage für einen gesunden Körper und eine schlanke Figur. Allerdings liefert kein Lebensmittel alle Nährstoffe auf einmal und in der Menge, die dein Körper braucht.

Es ist also deine Aufgabe, dich mit Ernährung auseinanderzusetzen und bewusst darauf zu achten, dass du eine ausgewogene Mischung der drei Hauptnährstoffe zu dir nimmst: Kohlenhydrate, Eiweiße und Fette.

Kohlenhydrate

Auch wenn Kohlenhydrate immer wieder mit Gewichtszunahme in Verbindung gebracht werden, sind sie in mancherlei Hinsicht besser als ihr Ruf. Generell tragen Kohlenhydrate zur Energieversorgung der Zellen bei, was eine ihrer wichtigsten Aufgaben ist. Unterscheiden solltest du allerdings zwischen langsam und schnell verwertbaren Kohlenhydraten, weil sie sich unterschiedlich auf den Blutzuckerspiegel auswirken.

Wer ausreichend Rohkost verzehrt, nimmt automatisch langsam verwertbare Kohlenhydrate (also die guten) zu sich. Wenn du abnehmen möchtest, solltest du vor allem Kohlenhydrate mit Vielfachzucker wählen. Diese sind in ballaststoffreichen und stärkehaltigen Lebensmitteln enthalten wie Gemüse, Quinoa, Amaranth, Hirse, Buchweizen und Hülsenfrüchte. Obst kannst du in Maßen essen. Am besten geeignet sind Beeren wie Erd-, Blau- und Himbeeren, da sie viele Vitamine und Mineralien enthalten, aber wenig Fruchtzucker. Für tägliche Smoothies empfehle ich eher grüne als rote Äpfel, da sie weniger Fruchtzucker enthalten.

Eiweiße

Für den Zell- und Muskelaufbau und die Produktion von Enzymen und Hormonen benötigt dein Körper Eiweiße (Proteine). Proteine bestehen aus Aminosäuren, von denen dein Körper zwölf selbst bilden kann und acht durch die Nahrung aufgenommen werden. Unterschieden wird zwischen pflanzlichen und tierischen Proteinen.

Ich empfehle dir, deinen Eiweißbedarf durch Gemüse, Nüsse, (Chia-)Samen, Sprossen, Getreide, Fisch, Schalentiere und die Algen Spirulina und Chlorella zu decken. Wenn du Getreide vorher einweichst, fällt es deinem Körper übrigens leichter, das Eiweiß zu verwerten.

Fette

Als wichtiger Energielieferant sind Fette als Baustein für deine Zellen notwendig. Wichtig ist das korrekte Verhältnis von Omega-3 und Omega-6-Fettsäuren. Die fettlöslichen Vitamine A, D, E und K kann dein Körper nur mithilfe von Fetten aufnehmen. Du solltest daher Nahrungsmittel, die diese Vitamine enthalten, so oft wie möglich mit hochwertigem Öl kombinieren.

Auf ungesunde Fette, die deinen Cholesterinspiegel negativ beeinflussen, solltest du weitestgehend verzichten. Darunter fallen vor allem tierische Produkte, frittiertes Essen und industriell verarbeitete Fette in Fertigprodukten.

Vitamine und Mineralstoffe

Dass wir viele Vitamine zu uns nehmen sollen, wissen wir. Zink zum Beispiel hilft bei der Zersetzung von Fett und Vitamin C gilt als guter Fatburner. Auch die B-Vitamine unterstützen die Umwandlung von Proteinen, Fetten und Kohlenhydraten in Energie und bringen einen langsamen Stoffwechsel wieder in Fahrt.

Vitamin B6 und B12 sorgen für starke Nerven, Willenskraft und sind an Stoffwechselabläufen beteiligt. Vitamin B6 ist enthalten in Nüssen, Avocados, Kohl, grünen Bohnen und Linsen, Vitamin B12 in Sauerkraut und der Alge Spirulina, Eisen in getrockneten Aprikosen, Erdbeeren und Blattgemüse, Kalzium in Blattgemüse, Sesam und Nüssen sowie Zink in Kürbis, Sonnenblumenkernen und Petersilie.

Kates wichtigste Tipps
zum Thema Ernährung

1

Um effektiv abzunehmen, solltest du soweit wie möglich auf schnell verwertbare Kohlenhydrate verzichten. Diese sind vor allem in Lebensmitteln wie Pasta, Reis, fertigen Backwaren und allen Weizenprodukten enthalten. Ich empfehle dir aber nicht, auf Kohlenhydrate völlig zu verzichten. Dies ist nämlich nicht nur schwer umsetzbar, sondern auch ungesund. Grundsätzlich sind alle Produkte mit Mehl unvorteilhaft, wenn du in der Abnehmphase bist.

2

Fett ist nicht gleich Fett. Langkettige Fettsäuren, die in gesunden Ölen enthalten sind, sind nicht zu vergleichen mit den ungesunden kurzkettigen Transfettsäuren, die in vielen industriell verarbeiteten Produkten enthalten sind. Wenn du gesunde Fette zu dir nimmst, wirst du dadurch also nicht automatisch »fett«.

3

Ich empfehle dir eine Ernährung ohne tierische Produkte wie Fleisch oder Kuhmilch, weil dies viele gesundheitliche Vorteile für deinen Körper und deine Figur hat. Zwar sind gerade tierische Produkte ein Lieferant von Proteinen, aber pflanzliches Eiweiß ist eine tolle Alternative. Milchprodukte lassen deinen Insulinspiegel in die Höhe schnellen. Wenn du gerne Milch zu dir nehmen möchtest, empfehle ich dir Milch von Nüssen und Samen, zum Beispiel Mandel-, Kokos- oder Sonnenblumenmilch. Diese sind lecker und gesund.

4

Oft ist beim Essen die Kombination entscheidend. Nimm pro Mahlzeit am besten nur eine Fettsorte zu dir, entweder Nüsse oder Samen oder Avocado. Zudem solltest du stark kohlenhydrathaltige Lebensmittel nicht in einer Mahlzeit kombinieren, weil dies für deinen Körper schwer zu verdauen ist. Kombiniere dafür komplexe Kohlenhydrate und Eiweiße.

5

Höre auf deinen Körper. Wenn du merkst, dass dir eine bestimmte Mahlzeit guttut, dann ist sie auch gut für dich. Wenn sich dein Magen nach dem Essen angenehm anfühlt, du keine Blähungen, Verstopfungen oder sonstigen Beschwerden hast, dann hast du alles richtig gemacht.

Wie du Heißhungerattacken kontrollieren kannst

Gibt es auch in deinem Leben etwas, wonach es dich regelmäßig gelüstet, und weißt du auch, warum? Ein übermäßiges Verlangen nach Essen ist ein Zeichen, dass uns etwas Sorgen bereitet. Unsere Seele ist sehr ehrlich mit uns und schickt uns immer dann Signale, wenn etwas nicht stimmt. Sie ist unsere beste Freundin.

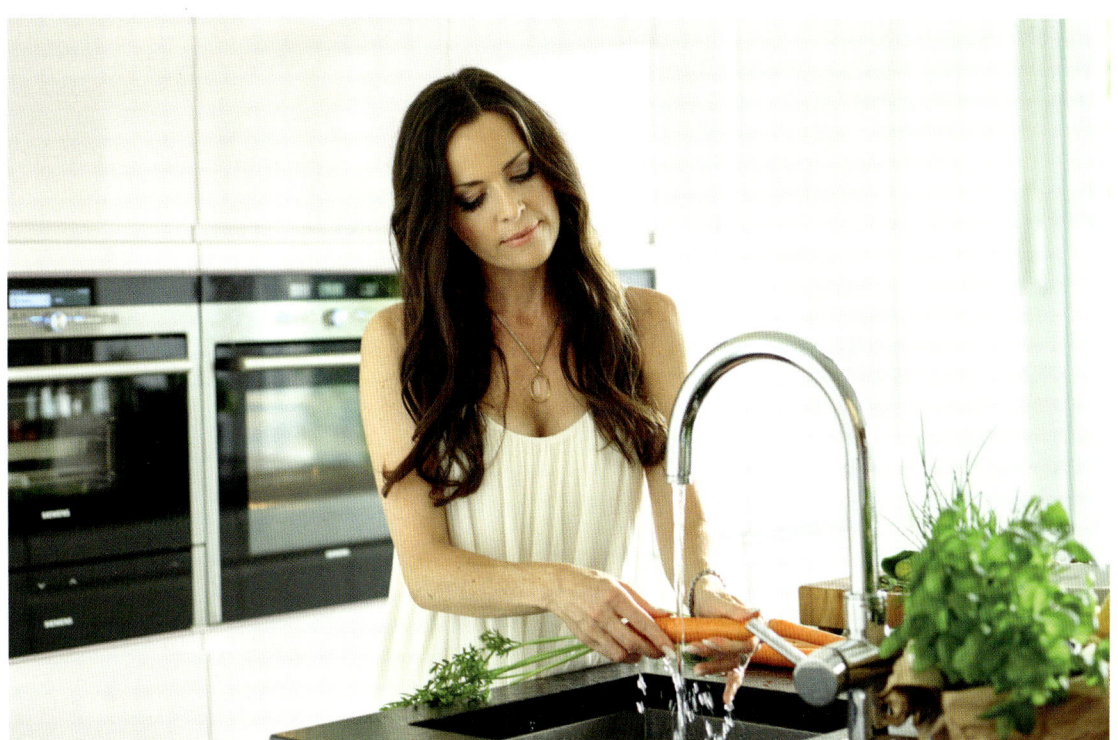

Esssüchte behindern unsere freie Wahl, etwas Bestimmtes zu essen oder darauf zu verzichten. Sie sind sehr oft die eigentlichen Ursachen für Fettleibigkeit, abgebrochene Diäten und diätbedingte Erkrankungen. Die bekanntesten Esssüchte beziehen sich auf Produkte aus Weizen und Zucker — also Kohlenhydrate wie Schokolade, Pizza oder Nudeln.

Viele Menschen essen viel und haben einen großen Appetit, obwohl sie sich relativ wenig bewegen. Der Grund dafür sind verarbeitete Lebensmittel voller leerer Kalorien, wie zum Beispiel Fast Food, zuckerhaltige Lebensmittel oder Fertigprodukte. Unser Bauch ist anschließend zwar voll, aber unsere Zellen werden von dieser Nahrung nicht satt. In unseren Zellen herrscht im übertragenen Sinne Hungersnot.

Einer der Hauptverursacher von Heißhungerattacken ist Serotonin, das auch als »Glückshormon« bezeichnet und im Körper täglich neu produziert wird. Unser Serotoninspiegel wird durch all das beeinflusst, was wir zu uns nehmen — insbesondere Vitamine, Aminosäuren und die drei großen Nährstoffgruppen.

Schlaflosigkeit, Sorgen, Stress, Bewegungsmangel, zu viel Alkohol und Koffein können den Serotoninspiegel senken. Das Problem daran: Wenn wir nicht genügend Serotonin produzieren, fühlen wir uns müde, schlapp, gereizt, deprimiert, ängstlich — oder haben plötzlich Heißhunger, obwohl wir eigentlich satt sind.

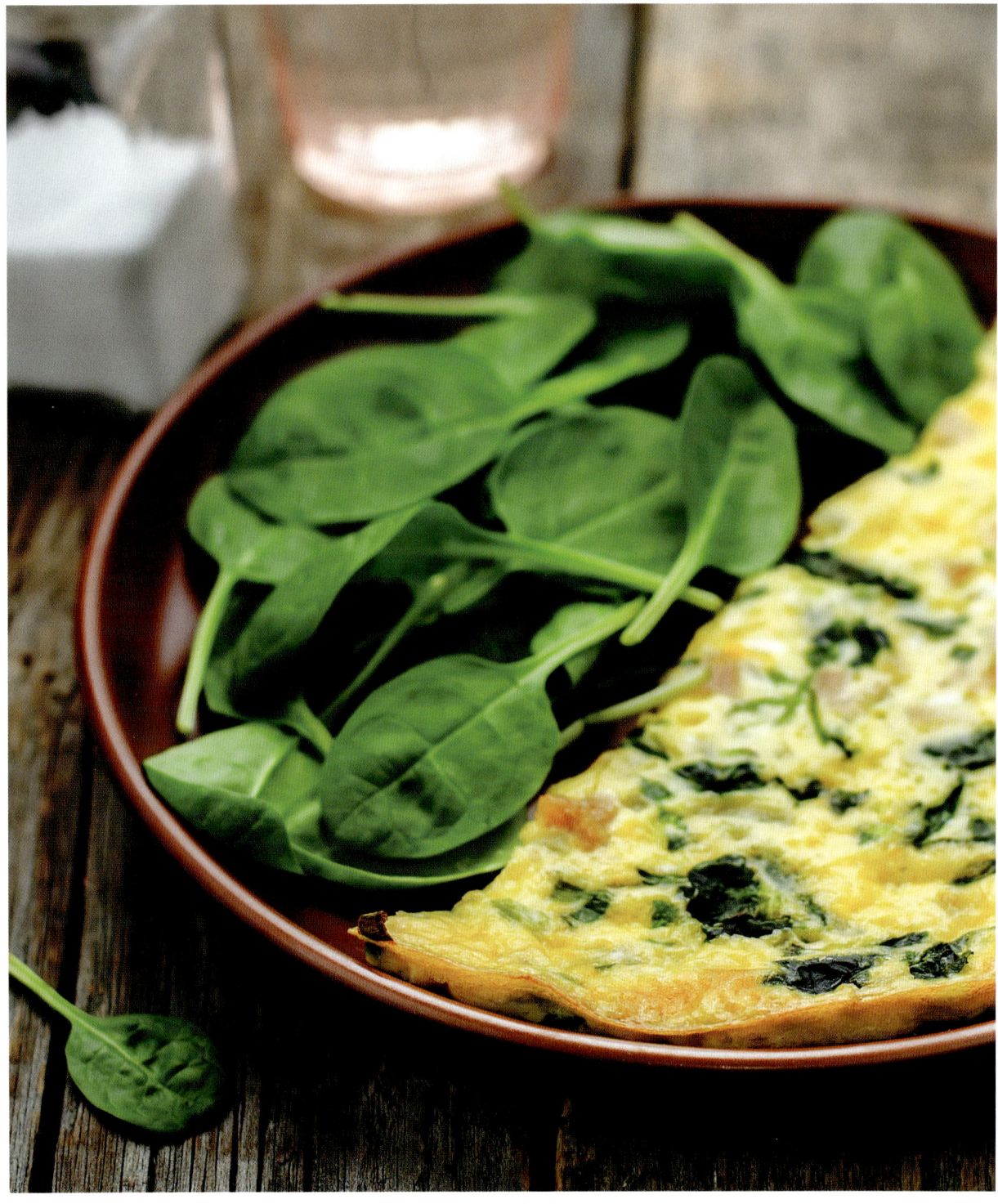

Omelett mit Babyspinat und Kräutern

Zubereitungszeit 15 Minuten

Zutaten
1 Handvoll Babyspinat
2 große Eier
Salz
Pfeffer aus der Mühle
1 EL gehackte Kräuter
1 EL Olivenöl
5 Kirschtomaten (nach Belieben)

Schritt 1 Den Babyspinat hacken.
Schritt 2 Die Eier trennen. Die Eigelbe mit Salz, Pfeffer, Spinat und Kräutern verrühren. Die Eiweiße sehr steif schlagen und unterheben.
Schritt 3 Das Öl in einer Pfanne erhitzen. Die Eimasse hineingeben und den Deckel auflegen. Bei sehr schwacher Hitze garen, bis die Masse leicht gestockt ist. Nach Belieben Kirschtomaten dazuservieren.

Hirsebrei

Zubereitungszeit 30 Minuten

Zutaten
125 ml Mandel-, Kokos- oder Haselnussmilch
60 g Hirse
Mark von ½ Vanilleschote
1 EL Zucker oder Kokosblütenzucker

Schritt 1 Die Milch mit 125 ml Wasser in einen Topf geben. Die Hirse gut abspülen und dazugeben.
Schritt 2 Vanillemark und Zucker zufügen und alles 12 Minuten zugedeckt köcheln, dann 15 Minuten nachquellen lassen.

Tipp

Pro Kilogramm Körpergewicht solltest du mind. 35 ml Flüssigkeit zu dir nehmen, zum Beispiel 80 kg × 0,35 = 28 = 2,8 Liter. Ideal sind Wasser, Kräuter- oder Früchtetees.

Muntermacher-Müsli

Zubereitungszeit 10 Minuten

Zutaten
3 TL Chiasamen
150 ml Kokosmilch
40 g gehackte gemischte Nusskerne
2 EL gelbe oder braune Leinsamen
3 TL Sonnenblumenkerne
etwas Vanillemark oder Zimtpulver
1 EL Ahornsirup oder Honig
50 g Kokosmus

Schritt 1 Chiasamen und Kokosmilch in einer Schüssel miteinander verrühren. 10 Minuten quellen lassen.
Schritt 2 Danach alle anderen Zutaten unterrühren und frisch genießen.

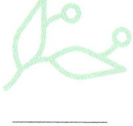

Tipp

Gönne dir einmal pro Woche einen Schlemmertag, an dem du alles essen und trinken darfst, was du möchtest.

Frühstücksbrot

Zubereitungszeit 5 Minuten

Zutaten
½ Avocado
1 Scheibe dunkles Vollkorn- oder Eiweißbrot
2 Scheiben geräucherter Lachs

Schritt 1 Das Fruchtfleisch aus der Avocado lösen und zu einer Creme zerdrücken.
Schritt 2 Das Brot toasten und die Creme daraufstreichen. Mit den Lachsscheiben belegen.

Pancakes

Zubereitungszeit 10 Minuten

Zutaten
3 Eier
80 g Frischkäse

Für das Topping (nach Belieben)
100 g Cashewkerne
6 EL Kokosmilch

Schritt 1 Den Teig aus Eiern und Frischkäse anrühren. In einer Pfanne zu Pancakes ausbacken. Wer will, macht das Topping dazu.
Schritt 2 Die Cashewkerne rösten, bis sie goldbraun sind. Danach mit der Kokosmilch zu einer glatten Creme mixen.
Schritt 3 Das Topping auf die gebackenen Pancakes streichen.

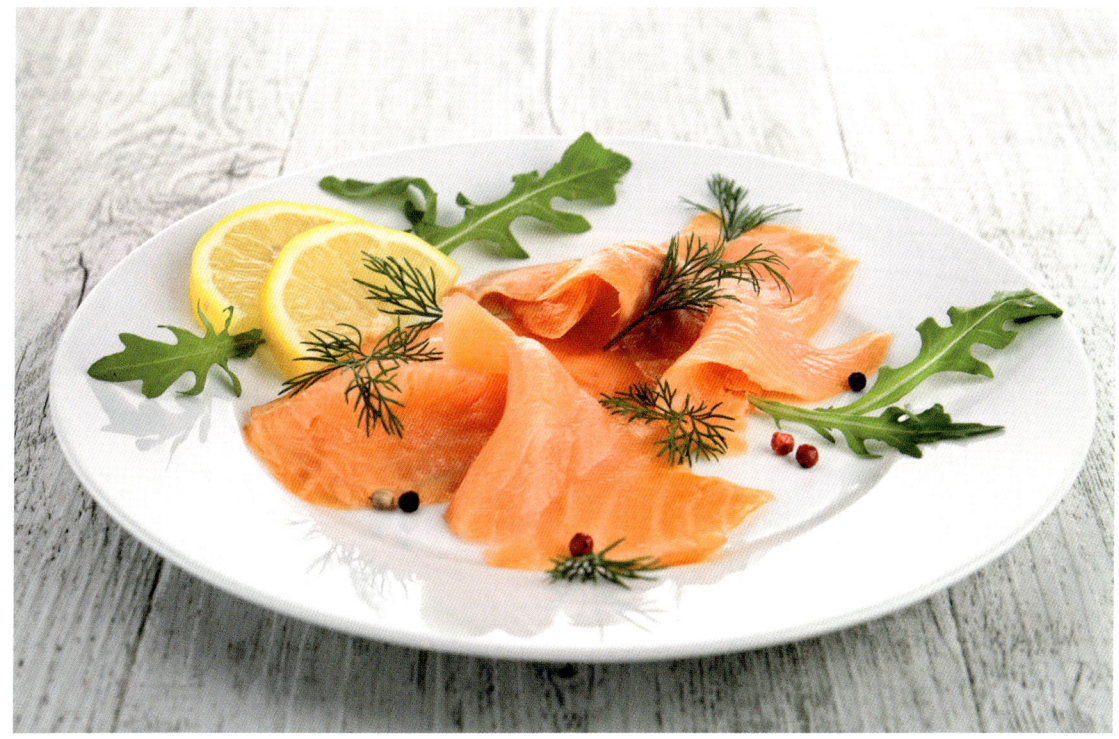

Lachs-Carpaccio

Zubereitungszeit 20 Minuten

Zutaten
¼ Bund Rucola
150 g frisches, gut gekühltes Lachsfilet
ohne Haut
Saft von ½ Zitrone
1 EL Olivenöl
Salz
¼ TL bunte Pfefferkörner
Dillblättchen

Schritt 1 Den Rucola putzen, waschen, harte Stiele entfernen und die Blätter trocken schütteln.
Schritt 2 Den Lachs gut abbrausen, trocken tupfen, in hauchdünne Scheiben schneiden und auf einer Platte mit dem Rucola anrichten.
Schritt 3 Den Zitronensaft mit Olivenöl und Salz verrühren. Die Pfefferkörner im Mörser grob zerstoßen. Alles zu einer Marinade vermischen. Die Marinade über den Lachs geben, mit Dillblättchen garnieren und das Carpaccio sofort servieren.

Kokos-Chia-Creme

Zubereitungszeit 10 Minuten

Zutaten
4 EL Chiasamen
150 ml Kokosmilch
Saft von ½ Zitrone
1 EL Ahornsirup
1 EL Leinöl
2 EL Kokosraspel
frisches Obst (z. B. Mangowürfel,
Heidelbeeren, Bananenscheiben,
Granatapfelkerne)

Schritt 1 Die Chiasamen in der Kokosmilch kurz quellen lassen, bis eine Art Creme entsteht. Zitronensaft, Ahornsirup und Leinöl unterrühren. Die Kokosraspel zugeben und alles etwa 5 Minuten ziehen lassen.
Schritt 2 Je nach Saison und Geschmack mit frischem Obst genießen.

Karotten-Bowl

Zubereitungszeit 10 Minuten

Zutaten
2 Karotten
2 Bund glatte Petersilie
½ TL Kürbiskernöl
Eiswürfel

Schritt 1 Die Karotten bei Bedarf schälen.
Schritt 2 Alle Zutaten in den Mixer geben und pürieren. In ein Glas füllen und sofort genießen.

Tomaten-Gurken-Smoothie

Zubereitungszeit 10 Minuten

Zutaten
½ Salatgurke (ca. 250 g)
250 g sehr kleine Kirschtomaten
2 Stiele Dill
250 ml Mandelmilch
1 EL Apfelessig
Salz, Pfeffer
Chilipulver (nach Belieben)

Schritt 1 Die Gurke bei Bedarf schälen.
Schritt 2 Alle Zutaten in den Mixer geben und zu einem cremigen Smoothie pürieren.

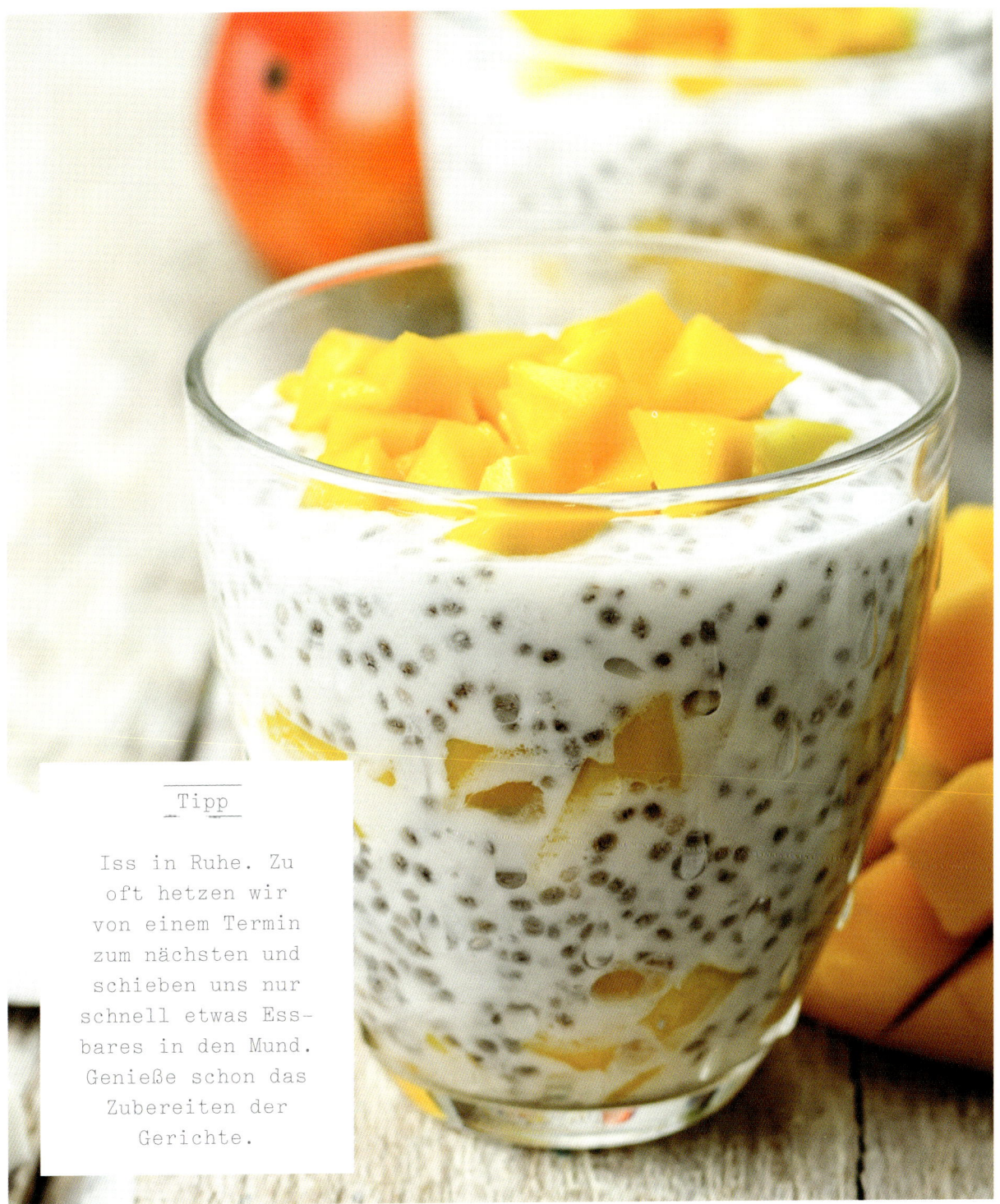

Tipp

Iss in Ruhe. Zu
oft hetzen wir
von einem Termin
zum nächsten und
schieben uns nur
schnell etwas Ess-
bares in den Mund.
Genieße schon das
Zubereiten der
Gerichte.

Wohlfühl-Smoothie

Zubereitungszeit 10 Minuten

Zutaten
1 Handvoll Babyspinat oder grüner Blattsalat
¼ Gurke
1 Birne
½ Banane
1 Msp. Zimtpulver

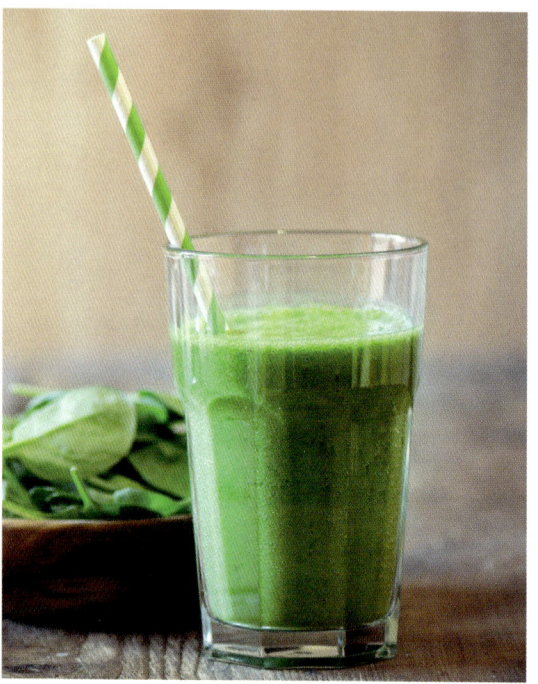

Schritt 1 Gemüse und Obst bei Bedarf
schälen.
Schritt 2 Mit Zimtpulver und 150 ml Wasser
in den Mixer geben und pürieren. In ein Glas
füllen und genießen!

Apfelraspel mit Walnüssen und Granatapfel

Zubereitungszeit 25 Minuten

Zutaten
2 Orangen
1 großer grüner Apfel
½ Granatapfel
25 g Walnusskerne

Schritt 1 Die Orangen halbieren und den
Saft auspressen. Den Apfel schälen, vierteln,
entkernen und fein raspeln. Mit dem Orangensaft und 1 EL kaltem Wasser mischen.
Schritt 2 Am Kelchansatz des Granat-
apfels ein keilförmiges Stück herausschneiden.
Die Frucht über eine Schüssel halten und mit
etwas Druck auseinanderbrechen, dabei fallen
die Kerne heraus; helle Häute entfernen.
Schritt 3 Die Walnusskerne hacken und mit
den Granatapfelkernen und dem geraspelten
Apfel mischen. In eine Schüssel füllen und vor
dem Servieren etwa 15 Minuten ziehen lassen.

Quinoa-Creme mit Walnüssen

Zubereitungszeit 25 Minuten

Zutaten
40 g helle Quinoa, gründlich gewaschen
160 ml Kokosmilch
40 ml Wasser
½ TL Vanilleextrakt
½ TL Zimtpulver
1 TL Honig
1 TL Chiasamen
1 TL Zucker
40 g Walnusskerne

Schritt 1 Quinoa, 100 ml Kokosmilch, Wasser, Vanilleextrakt und Zimt in einen Topf geben und die Mischung bei starker Hitze aufkochen. Den Deckel auflegen und alles bei schwacher Hitze etwa 12 Minuten weiter köcheln lassen, bis der größte Teil der Flüssigkeit verkocht und die Quinoa gar ist.
Schritt 2 Vom Herd nehmen. Honig, Chiasamen und Zucker unterrühren. Dann die restliche Kokosmilch (60 ml) untermischen. Mit den Walnüssen garnieren und warm servieren.

Rührei mit Tomaten

Zubereitungszeit 10 Minuten

Zutaten
2 Eier
200 g Tomaten
20 g Cashewkerne
5 g Leinsamen
Salz
einige Schnittlauchröllchen

Schritt 1 Die Eier verquirlen und in eine heiße Pfanne geben, unter Rühren zu Rührei braten. Die Tomaten klein schneiden und untermischen.
Schritt 2 Bei schwacher Hitze die Cashewkerne zugeben. Die Leinsamen unterrühren und mit Salz abschmecken. Das Rührei mit Schnittlauch garniert servieren.

Tipp

Kannst du auf das Naschen nicht verzichten und greifst als Alternative zu Nüssen, dann achte darauf, dass du nicht mehr als eine Handvoll am Tag zu dir nimmst.

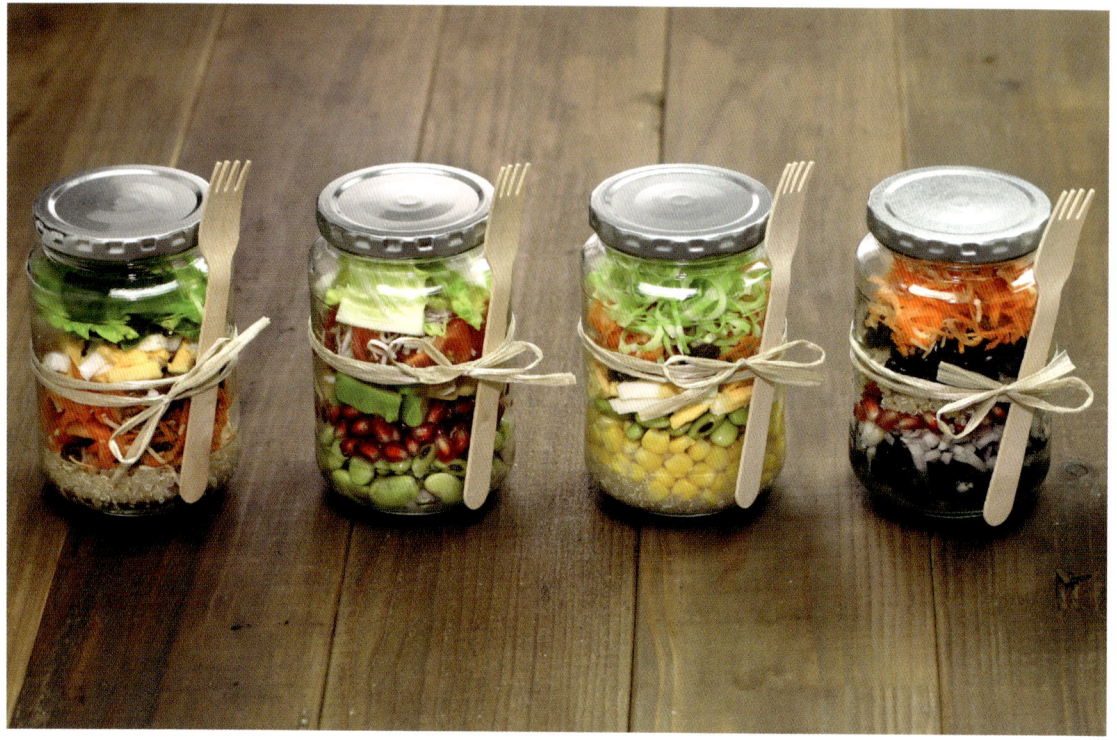

Salat im Glas

Zubereitungszeit 10 Minuten

Zutaten
Essig-Öl-Dressing
nasse, schwere Zutaten nach Wahl
(Tomaten, Bohnen, Kichererbsen,
Gurke, Avocado)
schwere Zutaten nach Wahl
(Karotten, Brokkoli, Blumenkohl)
Hauptkomponente nach Wahl
(Hähnchen, Thunfisch, Ei)
grüne Lieblingssalatmischung

Schritt 1 Ein verschließbares Glas
säubern und trocknen.
Schritt 2 Zuerst das Dressing
hineingeben. Darauf die ausgewählten nassen,
schweren Zutaten, dann die schweren Zutaten, anschließend die Hauptkomponente, zum
Beispiel Fleisch, schichten. Zum Schluss mit der
Lieblingssalatmischung toppen.
Dies ist eine tolle Option für ein Mittagessen
außer Haus. Den Salat am Abend vorher vorbe-
reiten, über Nacht im Kühlschrank aufbewahren
und am nächsten Tag mit zur Arbeit nehmen.

Spargelpfanne

Zubereitungszeit 10 Minuten

Zutaten
160 g grüner Spargel
1 geh. EL festes Kokosöl
1 große Karotte (evtl. gelb)
1½ TL geschälte Hanfsamen
Salz, Pfeffer
1 EL veganer Parmesanersatz
einige Sprossen

Schritt 1 Die holzigen Enden des Spargels abschneiden und die Stangen schräg in Stücke schneiden.
Schritt 2 Das Kokosöl in einer Pfanne bei mittlerer Hitze schmelzen und die Spargel-stücke darin etwa 2 Minuten anbraten.
Schritt 3 Inzwischen die Karotte schä-len und fein hobeln. Zum Spargel geben und 1 Minute mitbraten. Die Hanfsamen dazugeben. Mit Salz und Pfeffer abschmecken und den Par-mesanersatz untermischen.
Schritt 4 Die Sprossen kurz abbrausen und auf das angerichtete Gemüse geben.

Linsencurry auf Blumenkohl

Zubereitungszeit 30 Minuten

Zutaten
250 g Blumenkohlröschen
2 EL Kokosöl
Salz, Pfeffer
2 EL gehackte Mandeln
45 g gehackte Zwiebel
25 g Currypaste
65 g Beluga-Linsen
200 g geschälte Tomaten (aus der Dose)
75 g rote Paprika, gewürfelt
50 g Karotte, gewürfelt
100 ml Kokosmilch

Schritt 1 Den Backofen auf 180 °C vorheizen. Die Blumenkohlröschen in einer ofenfesten Form mit 1 EL Kokosöl vermengen und mit Salz und Pfeffer kraftig würzen. Die Mandeln darüberstreuen und den Blumenkohl 20–25 Minuten im Ofen garen.
Schritt 2 Inzwischen für das Curry die Zwie-bel im übrigen Kokosöl (1 EL) glasig dünsten und die Currypaste kurz mit anschwitzen. Dann die Linsen unterrühren. Mit den Tomaten ablöschen und 15 Minuten köcheln lassen. Die Gemüsewürfel hinzu-fügen und weitere 10 Minuten köcheln.
Schritt 3 Zum Schluss die Kokosmilch unter-rühren und das Linsencurry mit Salz und Pfeffer abschmecken. Mit dem Blumenkohl anrichten.

Gegrillte Avocados mit Salsa

Zubereitungszeit 10 Minuten

Zutaten
2 Tomaten
1 Frühlingszwiebel
2 Knoblauchzehen
½ Bund glatte Petersilie
1 EL Limettensaft
3 TL Olivenöl
Salz, Pfeffer
2 Avocados

Schritt 1 Die Tomaten fein würfeln, die Frühlingszwiebel in feine Ringe schneiden. Den Knoblauch und die Petersilie fein hacken. Alles mit dem Limettensaft und 1 TL Olivenöl mischen. Mit Salz und Pfeffer abschmecken.
Schritt 2 Die Avocados halbieren und den Kern entfernen. Die Avocadohälften mit dem übrigen Olivenöl (2 EL) bepinseln und 3–4 Minuten mit der Schnittfläche nach unten auf den Grill legen.
Schritt 3 Die gegrillten Avocadohälften mit Salz und Pfeffer würzen und mit der Tomatensalsa füllen.

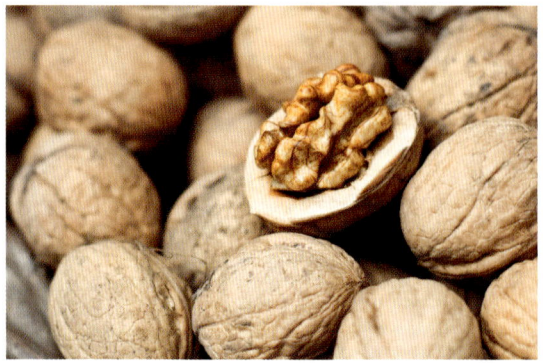

Walnuss-Bällchen

Zubereitungszeit 10 Minuten

Zutaten
200 g Walnusskerne
150 g halbgetrocknete Tomaten
2 EL Olivenöl
1 TL getrockneter Salbei
1 TL Fenchelsamen
1 TL getrockneter Thymian
1 TL getrockneter Rosmarin
1 TL getrockneter Oregano
1 Prise Pfeffer
1 Prise Cayennepfeffer
1 Prise Salz

Schritt 1 Alle Zutaten in den Mixer geben und 5 Minuten mixen, bis die Mischung feucht und gut formbar ist.
Schritt 2 Aus dieser Mischung mit den Händen 4–6 Bällchen formen. Roh genießen.

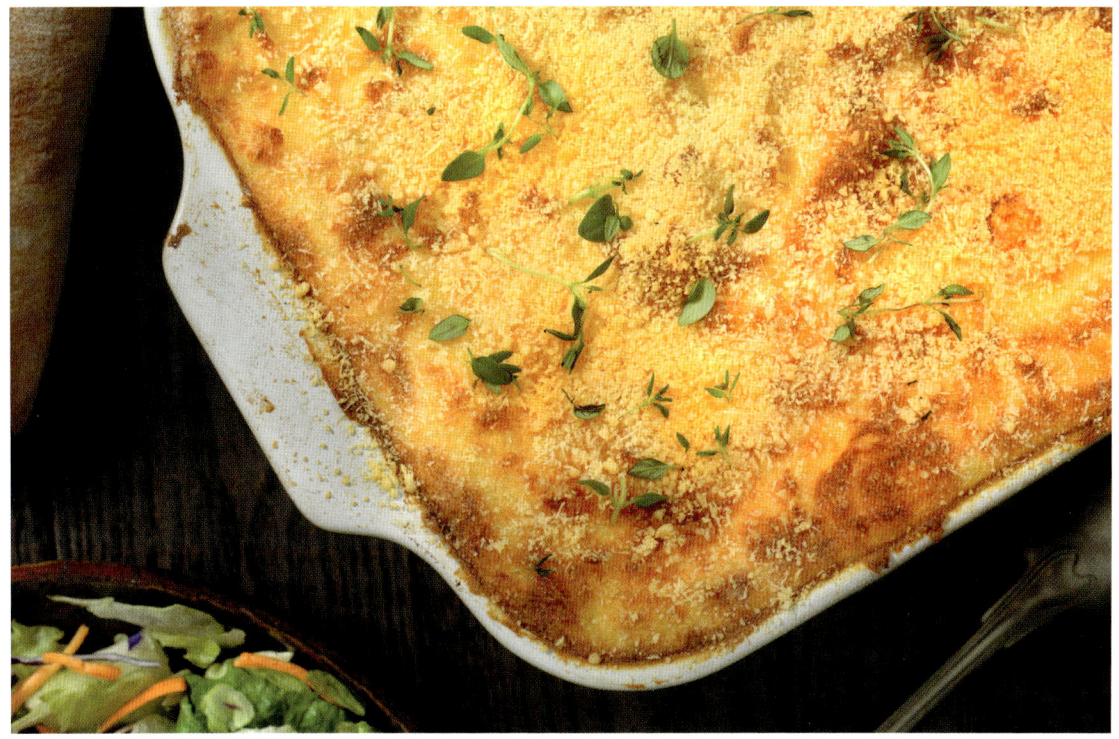

Karottengratin

Zubereitungszeit 40 Minuten

Zutaten
70 g Cashewkerne, über Nacht eingeweicht
1 kg möglichst große Karotten
10 g Ingwerwurzel
1 EL Agavensirup
1 EL Thymianblätter
½ TL frisch geriebene Muskatnuss
Salz, Pfeffer
2 EL Kokosraspel
Olivenöl
1 Handvoll frische Kräuter (z. B. Petersilie, Minze), gehackt

Schritt 1 Die Cashewkerne mit 125 ml frischem Wasser im Mixer pürieren.
Schritt 2 Die Karotten schälen und schräg in dünne Scheiben schneiden. Den Ingwer schälen und fein hacken, mit Agavensirup mischen.
Schritt 3 Die Cashewcreme mit Thymian und Muskatnuss verrühren, salzen und pfeffern. Die Kokosraspel untermengen.
Schritt 4 Den Backofen auf 180 °C vorheizen. Eine Auflaufform mit Öl ausstreichen, die Karottenscheiben dachziegelartig darin auslegen. Mit dem Ingwer-Agavensirup beträufeln und die Cashew-Kokos-Creme darübergeben. Im Ofen (mittlere Schiene) etwa 30 Minuten backen. Mit den Kräutern bestreut servieren.

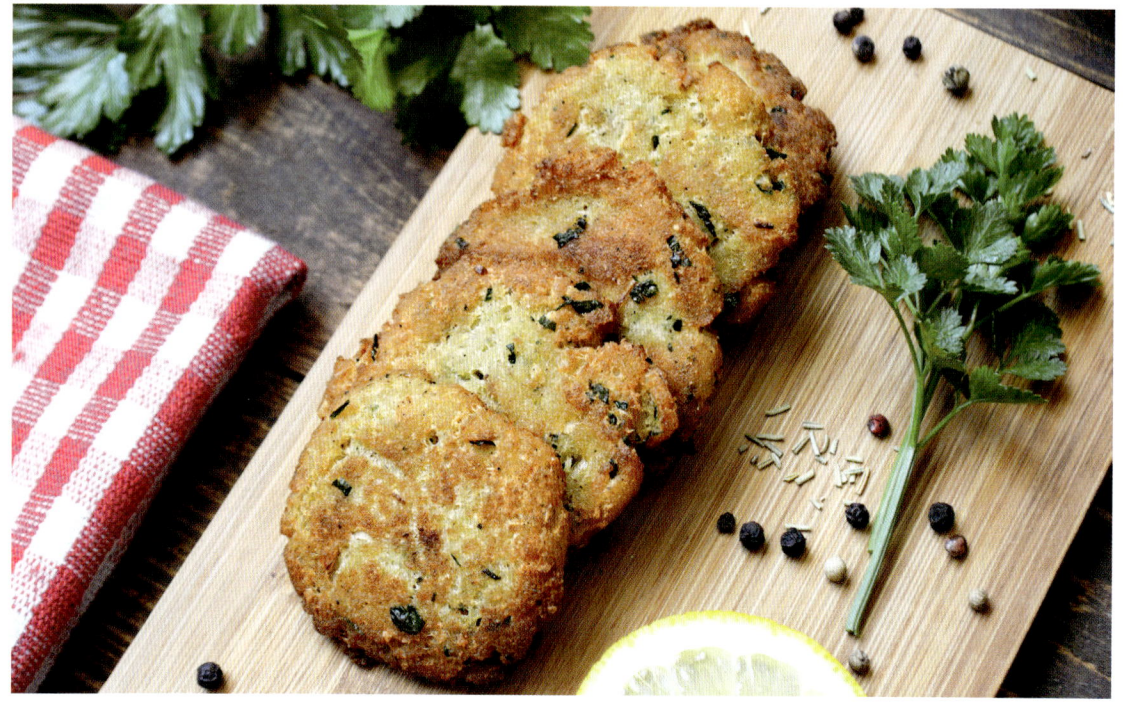

Fischküchlein »Thai-Style«

Zubereitungszeit 20 Minuten

Zutaten
1 Handvoll Koriandergrün
1 Stiel Dill
1 Chilischote
2 Knoblauchzehen
2 Stücke Ingwerwurzel (à 4 cm)
4 Frühlingszwiebeln
2 Bio-Zitronen
450 g Fischfilet
1 Ei
2 EL Fischsauce
1 EL rote Currypaste
4 EL Öl

Schritt 1 Vom Koriander die Blättchen abzupfen, einige Blätter beiseitelegen, den Rest grob hacken. Den Dill grob hacken. Die Chilischote halbieren, entkernen und in feine Streifen schneiden. Knoblauch und Ingwer schälen und fein hacken. Die Frühlingszwiebeln in feine Ringe schneiden. Eine Zitrone in Scheiben schneiden, von der anderen die Schale abreiben.

Schritt 2 Das Fischfilet im Mixer zu einer glatten Masse zerkleinern. Koriander, Dill, Chili, Knoblauch, Ingwer und Zitronenschale sowie Ei, Fischsauce und Currypaste zufügen und alles durchmixen. Frühlingszwiebeln unterheben.

Schritt 3 Das Öl in einer Pfanne erhitzen, die Masse portionsweise pro Seite 4 Minuten knusprig braten. Mit Zitronenscheibe servieren.

Champignon-Rührei mit Spinatcreme

Zubereitungszeit 20 Minuten

Zutaten
2 TL Kokosöl
50 g Zwiebel, fein gewürfelt
250 g gehackter TK-Spinat
50 g Kokosmus
frisch geriebene Muskatnuss
Salz, Pfeffer
4 Eier
600 g braune Champignons

Schritt 1 In einem Topf 1 TL Kokosöl erhitzen und die Zwiebelwürfel andünsten. Den Spinat hinzufügen und im Topf auftauen lassen, dann langsam erwärmen. Das Kokosmus im warmen Spinat schmelzen lassen. Mit Muskatnuss, Salz und Pfeffer abschmecken.

Schritt 2 Die Eier verquirlen und mit Salz und Pfeffer würzen. Die Champignons in Scheiben schneiden und im übrigen Kokosöl (1 TL) in einer großen Pfanne 3–4 Minuten braten. Die Eier zufügen und unter Rühren stocken lassen.

Schritt 3 Das Champignon-Rührei mit der Spinatcreme anrichten.

Warmer Blattspinatsalat

Zubereitungszeit 20 Minuten

Zutaten
250 g TK-Blattspinat
½ EL Sesam
1 Frühlingszwiebel
2½ EL klassische Gemüsebrühe
1½ EL helle Sojasauce
½ EL Sesamöl
¼ TL Zucker
Salz

Schritt 1 Den Spinat in einen Topf geben und nach Packungsanleitung zubereiten. Inzwischen den Sesam in einer Pfanne ohne Fett hellbraun rösten. Vom Herd nehmen, auf einen Teller geben und abkühlen lassen.

Schritt 2 Die Frühlingszwiebel in dünne Ringe schneiden. Brühe, Sojasauce, Sesamöl und Zucker zu einer Marinade verrühren. Den Spinat in ein Sieb geben, auf Zimmertemperatur abkühlen lassen.

Schritt 3 Den Spinat mit Frühlingszwiebeln in die Marinade geben, gut mischen und servieren.

Sommerliche Zucchini-Noodles

Zubereitungszeit 20 Minuten

Zutaten
2 Zucchini
100 g getrocknete Tomaten (in Öl)
200 g Kirschtomaten
1 Avocado
2 EL Limettensaft
1 rote Chilischote
Salz, Pfeffer

Schritt 1 Die Zucchini mit einem Spiralschneider zu Noodles schneiden. Getrocknete Tomaten und Kirschtomaten in Würfel schneiden.
Schritt 2 Die Zucchini-Noodles in kochendem Wasser 1 Minute ziehen lassen, abgießen.
Schritt 3 Die Avocado schälen, entkernen und die Hälfte des Fruchtfleischs in Würfel schneiden. Mit 1 EL Limettensaft mischen. Die restliche Avocado mit dem übrigen Limettensaft (1 EL) in einer Schüssel mit einer Gabel grob zerdrücken. Die Chili waschen, halbieren, entkernen, klein hacken und unterrühren. Mit Salz und Pfeffer abschmecken.
Schritt 4 Die Zucchini-Noodles auf zwei Teller verteilen und Avocadocreme daraufgeben. Mit Avocado-und Tomatenwürfeln bestreuen.

Gefüllte Paprika

Zubereitungszeit 30 Minuten

Zutaten
300 g Zucchini
150 g Karotten
25 g Butter, zerlassen
Salz, Pfeffer
2 große rote Spitzpaprika
4 Eier

Schritt 1 Den Backofen auf 175 °C vorheizen. Zucchini und Karotten in mundgerechte Stücke schneiden. In eine ofenfeste Form geben, die Butter darübergeben, alles mit Salz und Pfeffer würzen.
Schritt 2 Die Spitzpaprika längs halbieren und entkernen. In jede Paprikahälfte vorsichtig jeweils 1 Ei geben (wie ein Spiegelei), salzen und pfeffern. Auf das Zucchini-Karotten-Gemüse setzen.
Schritt 3 Im Ofen 20 Minuten garen.

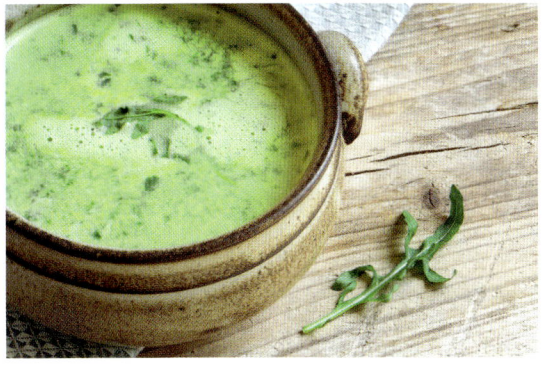

Grüne Detox-Suppe

Zubereitungszeit 25 Minuten

Zutaten
1 Zwiebel, grob gehackt
2 Knoblauchzehen, fein gehackt
3 EL Kokosöl
900 g grünes Gemüse (z. B. Zucchini,
Brokkoli, Sellerie), grob zerkleinert
1 l Gemüsebrühe
25 g Rucola oder Brunnenkresse, grob gehackt
25 g Koriandergrün, Basilikum oder Petersilie,
grob gehackt
Salz
Saft von 1 Zitrone

Schritt 1 Zwiebel und Knoblauch in einem
großen Topf im Kokosöl andünsten. Das grüne
Gemüse zufügen und 1 Minute unter Rühren
anbraten. Die Brühe zugießen und aufkochen.
Die Hitze reduzieren und alles 10–15 Minuten
köcheln lassen.
Schritt 2 Rucola oder Kresse, Kräuter und
1 Prise Salz einrühren. Den Topf vom Herd nehmen und alles mit dem Stabmixer glatt pürieren.
Den Zitronensaft unterrühren und heiß servieren.

Gefüllte Champignons

Zubereitungszeit 30 Minuten

Zutaten
16 große Champignons
3 EL Sonnenblumenöl
Saft von 1 Zitrone
Salz
3 EL Sonnenblumenkerne
100 g körniger Frischkäse
1 TL getrockneter Oregano
1 EL fein gehacktes Basilikum
3 EL Leinsamen

Schritt 1 Den Backofen auf 200 °C vorheizen. Die Pilze putzen und die Stiele abschneiden. Das Öl mit Zitronensaft und etwas Salz
mischen und die Pilze damit einpinseln.
Schritt 2 Die Sonnenblumenkerne hacken
und mit Frischkäse, Kräutern und Leinsamen
mischen. Die Pilzhüte damit füllen und auf ein
gefettetes Backblech legen. Im Ofen etwa
20 Minuten backen. Sofort servieren.

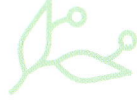

Tipp

Verzichte auf
Milchprodukte, denn auch
Milchzucker hemmt die
Bildung von Ketonkörpern
und somit den Abbau
von Fettreserven.

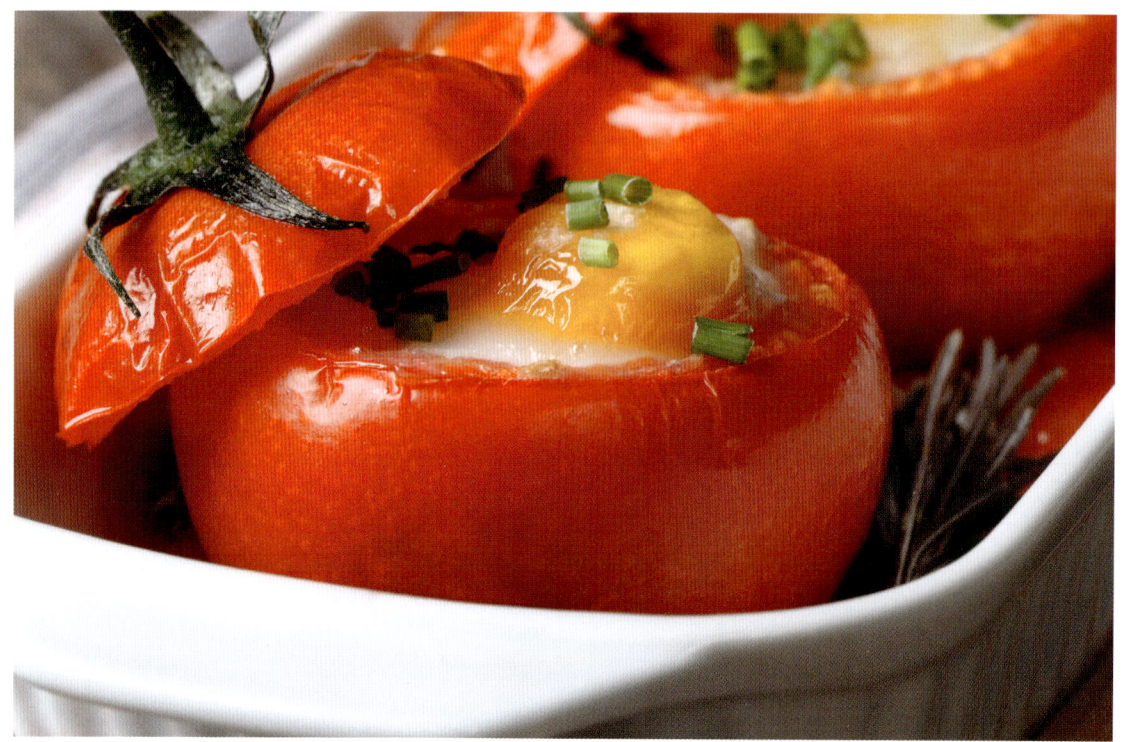

Mit Eiern gefüllte Tomaten

Zubereitungszeit 30 Minuten

Zutaten
½ Bund Schnittlauch
4 große Tomaten
Salz, Pfeffer
1 EL Olivenöl
Fett für die Form
4 TL Basilikumpesto
4 Eier

Schritt 1 Den Backofen auf 200 °C vorheizen. Schnittlauch waschen, trocken schütteln und in Röllchen schneiden. Beiseitestellen.

Schritt 2 Die Tomaten waschen und die Deckel abschneiden. Die Tomaten aushöhlen und das Fruchtfleisch in eine Schüssel geben. Mit Salz, Pfeffer und Olivenöl vermischen.

Schritt 3 Die Tomaten mit Deckel in eine gefettete ofenfeste Form setzen und im Ofen etwa 3 Minuten garen. Herausnehmen und mit Salz und Pfeffer würzen. Innen mit je 1 TL Pesto ausstreichen. Tomatenfleischmischung in der Form verteilen und Tomaten daraufsetzen.

Schritt 4 Je 1 Ei vorsichtig in jede Tomate gleiten lassen. Mit Salz würzen.

Schritt 5 Im Ofen weitere 15–20 Minuten garen, bis die Eier gestockt sind. Die gefüllten Tomaten mit Schnittlauch bestreut servieren.

Gemüse-Noodles mit Garnelen und Avocado

Zubereitungszeit 20 Minuten

Zutaten
2 kleine Karotten
2 Zucchini
1 reife Avocado
1 Schuss Sojasauce
10 ml Olivenöl
200 g Garnelen (geschält und entdarmt)
75 g Parmesan

Schritt 1 Die Karotten schälen. Karotten und Zucchini mit dem Spiralschneider zu Noodles schneiden, dabei direkt in eine Schüssel fallen lassen.

Schritt 2 Die Avocado halbieren und den Kern entfernen. Das Fruchtfleisch aus der Schale lösen und in kleine Würfel schneiden. Zu den Noodles geben. Die Sojasauce zufügen und alles vorsichtig durchmengen.

Schritt 3 Das Olivenöl in einer Pfanne erhitzen und die Garnelen kurz darin anbraten. Den Inhalt der Schüssel zugeben und alles ein paar Minuten mitbraten.

Schritt 4 Den Käse darüberstreuen und kurz untermischen, dann die Noodles servieren.

Karotten-Noodles mit Bolognese

Zubereitungszeit 20 Minuten

Zutaten
1 kg Karotten
Salz
1 rote Zwiebel
2 Knoblauchzehen
Olivenöl
2 EL Tomatenmark
500 g Rinderhackfleisch
Salz, Pfeffer
Paprikapulver
7 große Rispentomaten
getr. Kräuter der Provence

Schritt 1 Die Karotten schälen. Mit dem Sparschäler längs bis auf den Strunk in Streifen schneiden. Die Karottenstreifen in leicht gesalzenem Wasser etwa 7 Minuten kochen, bis sie schön weich sind. Abgießen.

Schritt 2 Währenddessen Zwiebel und Knoblauch schälen, fein hacken und in einer Pfanne in etwas heißem Öl anbraten. Tomatenmark und Hackfleisch zugeben, alles mit Salz, Pfeffer und Paprikapulver würzen.

Schritt 3 Die Tomaten in kleine Würfel schneiden und zugeben. Die Mischung mit Kräutern der Provence würzen und bei mittlerer Hitze etwa 8 Minuten köcheln lassen.

Schritt 4 Mit Karotten-Noodles anrichten.

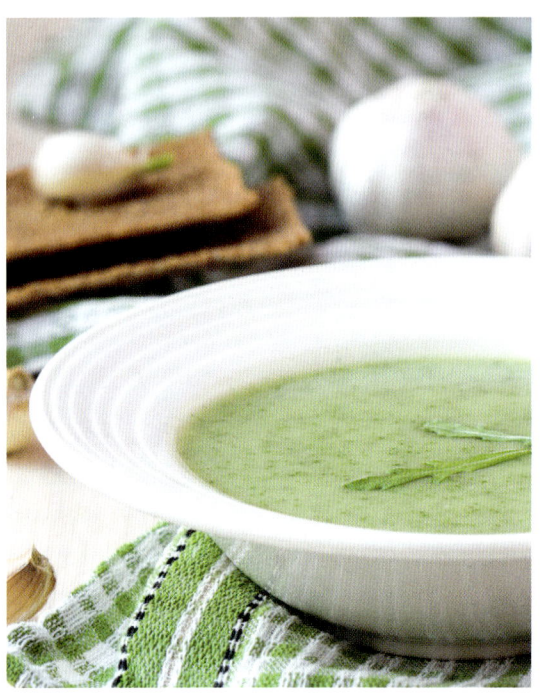

Avocadocremesuppe

Zubereitungszeit 10 Minuten

Zutaten
Fruchtfleisch von 1 Avocado
25 g Erdnussmus
180 ml ungesüßte Mandelmilch
2 EL Proteinpulver (Vanille)
50 g gehackter Grünkohl
Salz

Schritt 1 Avocadofruchtfleisch zerdrücken und mit den übrigen Zutaten in den Mixer geben.
Schritt 2 So lange mixen, bis die Suppe cremig ist. Mit Salz abschmecken.

Seelachs-Stückchen mit Romanesco

Zubereitungszeit 30 Minuten

Zutaten
½ Romanesco (ca. 400 g)
20 g grüne Oliven (ohne Stein)
1 kleine Zwiebel
1 Knoblauchzehe
150 g Seelachsfilet
10 g Mandeln
½ Zitrone
1 EL Olivenöl
Salz, Pfeffer

Schritt 1 Den Romanesco in sehr kleine Röschen teilen. Die Oliven hacken. Zwiebel und Knoblauch schälen und fein hacken.
Schritt 2 Das Fischfilet waschen, trocken tupfen und in 3 cm große Stücke schneiden. Die Mandeln grob hacken, die Zitrone auspressen.
Schritt 3 Das Öl in einer Pfanne erhitzen. Den Romanesco darin bei starker Hitze 3–4 Minuten anbraten. Mandeln, Zwiebeln und Knoblauch zugeben. Mit Salz und Pfeffer würzen.
Schritt 4 Die Fischstücke mit Pfeffer würzen und mit den Oliven in die Pfanne geben. Mit Zitronensaft und 2 EL Wasser ablöschen. Zugedeckt bei schwacher Hitze 4–5 Minuten garen. Vor dem Servieren mit Salz abschmecken.

Zander-Pfännchen

Zubereitungszeit 20 Minuten

Zutaten
1 Schalotte
350 g Zanderfilet
Salz
1 EL Kokosöl
150 g Kirschtomaten
60 ml Gemüsebrühe
100 g Kokosmus
1½ EL körniger Senf
Pfeffer
1 Stiel Dill

Schritt 1 Die Schalotte schälen und in sehr feine Würfel schneiden. Das Zanderfilet in 2 × 2 cm große Stücke schneiden und salzen.
Schritt 2 Das Öl in einer beschichteten Pfanne erhitzen. Den Fisch darin rundherum kurz anbraten. Herausnehmen und beiseitestellen.
Schritt 3 Schalottenwürfel und Kirschtomaten in die Pfanne geben und kurz andünsten. Gemüsebrühe und Kokosmus zufügen und 2 Minuten kochen lassen. Den Senf einrühren. Den Fisch wieder in die Pfanne geben und 45 Sekunden erhitzen. Mit Salz und Pfeffer würzen. Den Dill waschen, trocken schütteln, Fähnchen abzupfen und auf den Fisch streuen.

Gebratener Blumenkohl mit Salat

Zubereitungszeit 20 Minuten

Zutaten
½ kleiner Blumenkohl (200 g)
½ EL Kapern (aus dem Glas)
1 EL schwarze Oliven (ohne Stein)
eingelegte Sardellenfilets
½ kleine Bio-Zitrone
1 EL Olivenöl
Salz, Pfeffer
1 Handvoll Rucola (ca. 25 g)

Schritt 1 Den Blumenkohl putzen und mit einem großen Messer in etwa 5 mm dicke Scheiben schneiden. Die Kapern abtropfen lassen und mit Oliven und Sardellenfilets grob hacken. Die Zitrone in Scheiben schneiden.
Schritt 2 Das Öl in einer Pfanne erhitzen und den Blumenkohl darin anbraten. Die Zitronenscheiben in die Pfanne geben. Mit Salz und Pfeffer würzen und alles unter mehrmaligem Wenden 5–6 Minuten goldbraun braten.
Schritt 3 Den Rucola verlesen, waschen und trocken schleudern. Kapern, Oliven und Sardellen in die Pfanne geben, kurz erwärmen. Alles anrichten und mit Rucola bestreut servieren.

Leichter Gemüseeintopf

Zubereitungszeit 30 Minuten

Zutaten
½ kleiner Spitzkohl (ca. 200 g)
2 Frühlingszwiebeln
200 g grüner Spargel
2 Karotten
1 Stück Knollensellerie (ca. 100 g)
1 EL Sonnenblumenöl
2 Pimentkörner
1 Lorbeerblatt
250 ml mediterrane Gemüsebrühe
Salz, Pfeffer

Schritt 1 Den Spitzkohl mit einem großen Messer in feine Streifen schneiden. Die Frühlingszwiebeln in feine Ringe schneiden. Beim Spargel die holzigen Enden abschneiden und in etwa 3 cm lange Stücke schneiden. Karotten und Sellerie schälen, die Karotten in Scheiben, den Sellerie in Stifte schneiden.

Schritt 2 Das Öl in einem großen Topf erhitzen. Spitzkohl, Zwiebeln, Karotten und Sellerie zugeben und bei mittlerer Hitze 2–3 Minuten unter Rühren andünsten. Piment, Lorbeer und Gemüsebrühe zufügen. Salzen, pfeffern und etwa 15 Minuten garen. Den Spargel unterheben und 5 Minuten mitgaren.

Gute-Nacht-Bowl

Zubereitungszeit 20 Minuten

Zutaten
2 Eier
15 g bunte Quinoa
Salz, Pfeffer
50 g Avocadofleisch, gewürfelt
Saft von ½ Limette
30 g Feldsalat
30 g Paprika, gewürfelt
30 g Gurken, gewürfelt
30 g Karotten, geraspelt

Schritt 1 Die Eier in kochendem Wasser 8–10 Minuten hart kochen.

Schritt 2 Die Quinoa in einem Sieb unter fließendem Wasser abspülen, dann mit Wasser bedeckt in einem kleinen Topf 10 Minuten köcheln lassen. Abgießen und mit Salz und Pfeffer und etwas Limettensaft würzen.

Schritt 3 Die Avocadowürfel mit dem restlichen Limettensaft beträufeln.

Schritt 4 Den Feldsalat in eine Schüssel geben. Paprika, Gurken und Karotten darüber streuen. Die Quinoa mittig in die Schüssel geben. Die Eier pellen, halbieren und in die Mitte legen. Salzen, pfeffern und servieren.

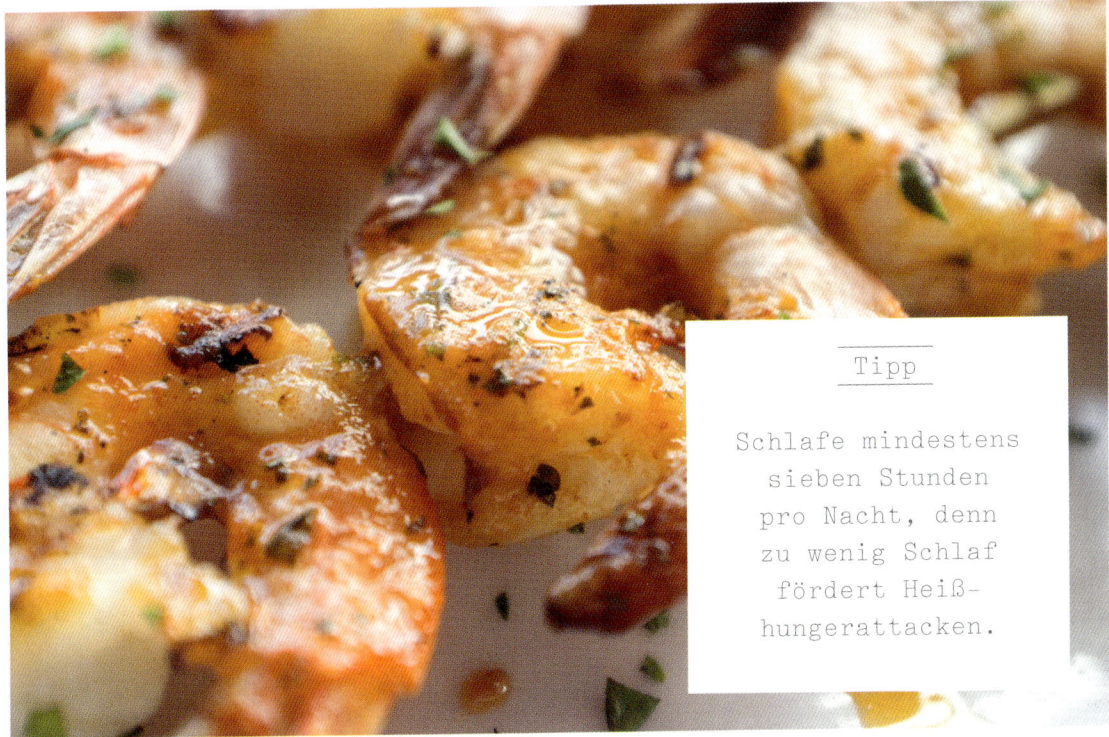

Garnelen mit Knoblauch und Zitrone

Zubereitungszeit 20 Minuten

Zutaten
2 Knoblauchzehen
4 EL Kokosöl
24 Riesengarnelen
Salz
1 EL Zitronensaft

Schritt 1 Den Knoblauch schälen, sehr fein hacken und mit 2 EL Kokosöl vermischen.
Schritt 2 Das übrige Kokosöl (2 EL) erhitzen und die Riesengarnelen darin leicht anbraten. Die Knoblauch-Öl-Mischung hinzufügen und bei mittlerer Hitze vorsichtig weiterbraten. Zum Schluss die Garnelen salzen und mit Zitronensaft beträufelt servieren.

Ei-Salat mit Lachs und Senfsauce

Zubereitungszeit 20 Minuten

Zutaten
1 Ei
¼ Gurke
3 Radieschen
¼ Bund Dill
2 EL heller Balsamessig
1 EL Olivenöl
2 TL Senf
Salz, Pfeffer
2 Scheiben Räucherlachs (à 20 g)

Schritt 1 Das Ei in etwa 7 Minuten wachsweich kochen. Kalt abschrecken, pellen und abkühlen lassen.

Schritt 2 Während das Ei kocht, Gurke und Radieschen mit einem Gemüsehobel in dünne Scheiben hobeln. Den Dill waschen, trocken schütteln, die Fähnchen abzupfen und fein hacken. Essig, Öl, Senf, Salz, Pfeffer und Dill in einer Schüssel zu einer Sauce verrühren.

Schritt 3 Das Ei in Scheiben schneiden. Mit Radieschen, Gurke und dem Lachs auf einem Teller anrichten. Mit der Sauce beträufeln und servieren.

Chinakohl-Lachs-Pfanne

Zubereitungszeit 30 Minuten

Zutaten
½ kleiner Chinakohl (ca. 500 g)
½ Schalotte
1 EL Sesam
2 EL Öl
150 g Lachsfilet
½ Bund Petersilie
½ Bio-Limette

Schritt 1 Den Chinakohl durchschneiden, vom Strunk befreien und in dünne Streifen hobeln. Die Schalotte schälen und fein würfeln. Den Sesam in einer Pfanne ohne Fett anrösten, herausnehmen und beiseitestellen.

Schritt 2 In einer Pfanne 1 EL Öl erhitzen. Die Schalotte darin glasig dünsten. Den Chinakohl zugeben und bei starker Hitze unter Rühren etwa 5 Minuten anbraten.

Schritt 3 Das Lachsfilet abspülen, trocken tupfen und in 4 gleich große Stücke schneiden. Das restliche Öl (1 EL) in einer weiteren Pfanne erhitzen. Den Lachs darin bei mittlerer Hitze pro Seite etwa 2 Minuten anbraten, sodass die Stücke innen noch leicht glasig sind.

Schritt 4 Inzwischen die Petersilie waschen, trocken schütteln, Blätter abzupfen und fein hacken. Die Limette vierteln oder in Spalten schneiden. Den Sesam unter den Chinakohl heben. Den Lachs mit Petersilie bestreuen, mit Limettenvierteln oder -spalten und dem Chinakohl anrichten.

Zucchini-Melonen-Carpaccio

Zubereitungszeit 25 Minuten

Zutaten
¼ Honigmelone
½ Zucchini
100 g Schafskäse (9 % Fett absolut)
1 EL Zitronensaft
1 EL klassische Gemüsebrühe
1 EL heller Balsamessig
Salz
1½ EL Olivenöl
2 getrocknete Tomaten (ohne Öl)
1 EL Walnusskerne
½ EL rosa Pfefferbeeren

Schritt 1 Den Backofen auf 200 °C vor-heizen. Die Honigmelone mit einem Teelöffel entkernen, in Spalten schneiden und schälen. Melone und Zucchini mit einem Sparschäler längs in hauchdünne Scheiben schneiden und auf einer Platte anrichten.

Schritt 2 Ein Backblech mit Backpapier aus-legen. Den Schafskäse in Scheiben schneiden, darauflegen und im Ofen 10 Minuten backen.

Schritt 3 Inzwischen den Zitronensaft mit Gemüsebrühe, Essig und Salz in einer Schüs-sel verrühren. Das Olivenöl mit einem Schnee-besen unterschlagen. Die getrockneten Tomaten fein würfeln, die Walnüsse grob hacken und bei-des mit den Pfefferbeeren in die Sauce rühren. Den Schafskäse auf dem Carpaccio verteilen und mit der Sauce beträufeln.

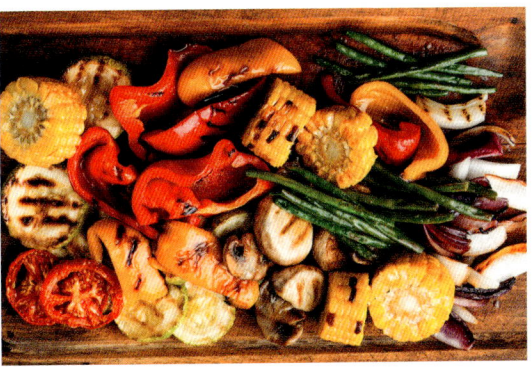

Gemischtes Grillgemüse

Zubereitungszeit 20 Minuten

Zutaten
1 Zucchini
2 Tomaten
200 g Champignons
1 rote Paprika
1 gelbe Paprika
1 rote Zwiebel
1 Maiskolben
200 g grüne Bohnen
2 Knoblauchzehen
3 EL Olivenöl
1 TL getr. Oregano
Meersalz, Pfeffer

Schritt 1 Den Grill auf mittlere Hitze vorheizen. Zucchini, Tomaten und Champignons in 1 cm dicke Scheiben schneiden. Die Paprika halbieren, entkernen und in Spalten schneiden. Die Zwiebel in grobe Spalten teilen. Den Mais-kolben in dicke Scheiben schneiden.

Schritt 2 Das Gemüse mitsamt Bohnen und Knoblauchzehen auf den Grill legen und ein paar Minuten pro Seite grillen.

Schritt 3 Das gegarte Gemüse vom Grill nehmen und mit Olivenöl und Oregano mischen, mit Salz und Pfeffer abschmecken und servieren.

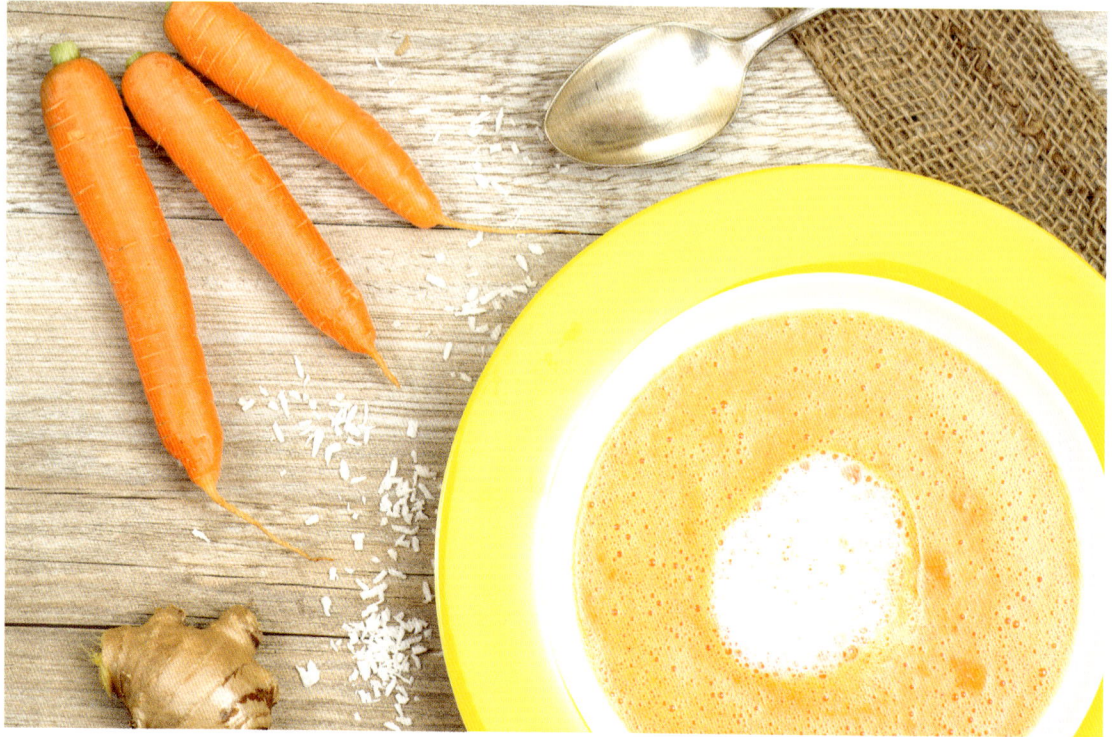

Karotten-Ingwer-Detox-Suppe

Zubereitungszeit 10 Minuten

Zutaten
4 Karotten
20 g Ingwerwurzel
Salz, Pfeffer, Chilipulver
etwas gehackte Petersilie (nach Belieben)

Schritt 1 Die Karotten schälen und in 2 cm lange Stücke schneiden. Den Ingwer schälen und in Scheiben schneiden. Beides in einen Topf geben, knapp mit Wasser bedecken und etwa 7 Minuten kochen.
Schritt 2 Etwas Wasser abnehmen und Karotten und Ingwer pürieren. Mit Salz, Pfeffer und 1 Prise Chilipulver abschmecken. Nach Belieben mit Petersilie bestreuen.

Thunfischfilets aus der Pfanne

Zubereitungszeit 20 Minuten

Zutaten
2 TL schwarze Pfefferkörner
1 TL weiße Pfefferkörner
325 g Thunfischfilet (Mittelstück)
1 Stange Lauch (ca. 375 g)
2 Knoblauchzehen
3 Stiele Petersilie
1 ½ EL Olivenöl

Schritt 1 Die Pfefferkörner im Mörser zerstoßen. Den Thunfisch in zwei längliche Stücke schneiden und auf allen Seiten im Pfeffer wenden.

Schritt 2 Den Lauch schräg in 1 cm dicke Scheiben schneiden. In kaltem Wasser vorsichtig waschen. Abtropfen lassen.

Schritt 3 Den Knoblauch schälen und in Scheiben schneiden. Die Petersilie waschen, trocken schütteln, Blättchen abzupfen und grob hacken. 1 EL Öl in einer Pfanne erhitzen. Lauchscheiben und Knoblauch darin bei mittlerer Hitze 3—4 Minuten unter Rühren dünsten.

Schritt 4 In einer zweiten beschichteten Pfanne das restliche Öl erhitzen. Die Thunfischfilets darin pro Seite etwa 45 Sekunden braten. Die Petersilie unter den Lauch mischen und den Lauch auf zwei Teller verteilen. Die Thunfischfilets auf dem Lauch anrichten.

Rote-Bete-Noodles

Zubereitungszeit 25 Minuten

Zutaten
10 Kirschtomaten
Olivenöl
Salz, Pfeffer
2 Rote Beten
1 Knoblauchzehe
8 Mini-Mozzarellakugeln
2 TL gehackte Petersilie

Schritt 1 Den Backofen auf 200 °C vorheizen. Die Tomaten auf ein Backblech geben, mit Olivenöl beträufeln und mit Salz und Pfeffer würzen. Im Ofen 5 Minuten backen.

Schritt 2 Die Rote Bete schälen und mit dem Spiralschneider in Noodles schneiden. Auf das Backblech geben, mit Olivenöl beträufeln, großzügig mit Salz und Pfeffer würzen und vermengen. 5 Minuten backen.

Schritt 3 Den Knoblauch in dünne Scheiben schneiden und mit den Mozzarellakugeln ebenfalls auf das Backblech geben und alles weitere 5 Minuten backen. Mit der Petersilie bestreut anrichten.

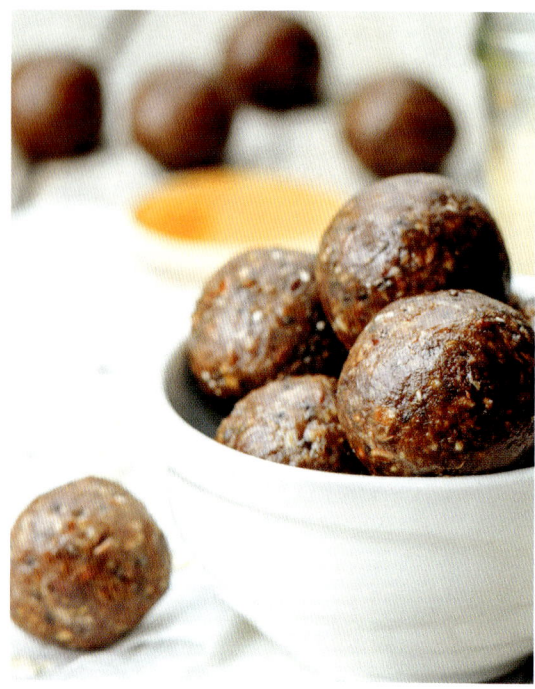

Schokokekse

Zubereitungszeit 20 Minuten

Zutaten
200 g gemahlene Mandeln
30 g ungezuckertes Kakaopulver
4 EL Kokosblütensirup oder Agavendicksaft
½ TL Salz
2 EL Kokosöl
2 EL dunkle Schokotropfen

Schritt 1 Den Backofen auf 160 °C vorheizen. Mandeln, Kakaopulver, Sirup oder Dicksaft, Salz, Kokosöl und 2 EL Wasser zu einem Teig vermischen. Die Schokotropfen unterrühren und aus dem Teig kleine Kugeln formen. Diese Kugeln auf einem Backblech mit Backpapier verteilen und flach drücken.
Schritt 2 Im Ofen 10–15 Minuten backen.

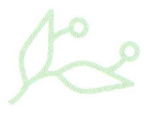

Tipp

Wer schnell abnehmen möchte und großen Wert auf eine gesunde Lebensweise legt, der setzt Fisch, Gemüse und eine Handvoll Nüsse auf seinen täglichen Speiseplan. Und das Beste daran ist, dass wir so viel davon essen können, wie wir wollen.

Schokobällchen

Zubereitungszeit 10 Minuten

Zutaten
60 g gemahlene Haselnusskerne
30 g Kakao-Acai-Mischung
Salz
4 EL Kokosblütenzucker
30 g ungezuckertes Kakaopulver (nach Belieben)

Schritt 1 Gemahlene Nüsse, Kakao-Acai-Mischung, 1 Prise Salz, Zucker und 2 EL Wasser gründlich verrühren, bis eine etwas klebrige Masse entsteht.
Schritt 2 Mit den Händen Bällchen formen und nach Belieben im Kakaopulver wälzen.

Gebratene Kichererbsen

Zubereitungszeit 10 Minuten

Zutaten
1 Glas Kichererbsen (215 g)
1 EL Kokosöl
Salz, Pfeffer

Schritt 1 Die Kichererbsen abtropfen lassen. Das Kokosöl in einer Pfanne erhitzen und die Kichererbsen dazugeben. Bei mittlerer Hitze 5–7 Minuten goldbraun und knusprig braten.
Schritt 2 Nach Geschmack mit Salz und Pfeffer würzen. Tipp: Dazu Guacamole essen.

Immunstärkender Tee

Zubereitungszeit 10 Minuten

Zutaten
1 Stück Ingwerwurzel (ca. 2,5 cm), klein gehackt
1 Knoblauchzehe, klein gehackt
¼ TL gemahlene Kurkuma
1 Prise Cayennepfeffer
1 Zitrone (nach Belieben)
1 TL unverarbeiteter Honig (nach Belieben)

Schritt 1 In einem Topf zwei Gläser Wasser, Ingwer, Knoblauch, Kurkuma und Cayennepfeffer zum Kochen bringen. Bei mittlerer Hitze 5 Minuten köcheln lassen.
Schritt 2 Mit Honig und Zitrone abschmecken.

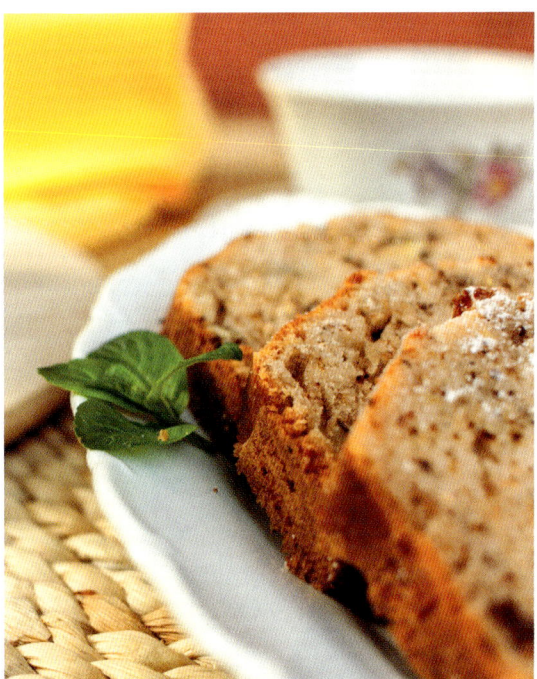

Leckeres Bananenbrot

Zubereitungszeit 70 Minuten

Zutaten
2 reife Bananen, 2 Eier
500 g gemahlene Haselnusskerne oder Mandeln
70 g Kokosblütenzucker
1 TL Zimtpulver, 1 TL Backpulver
100 ml Kokosöl
100 ml Mandelmilch

Schritt 1 Den Backofen auf 175 °C vorheizen. Die Bananen schälen und mit den Eiern pürieren. Die restlichen Zutaten untermischen.
Schritt 2 In eine Kastenform füllen und 50–60 Minuten im Ofen backen.

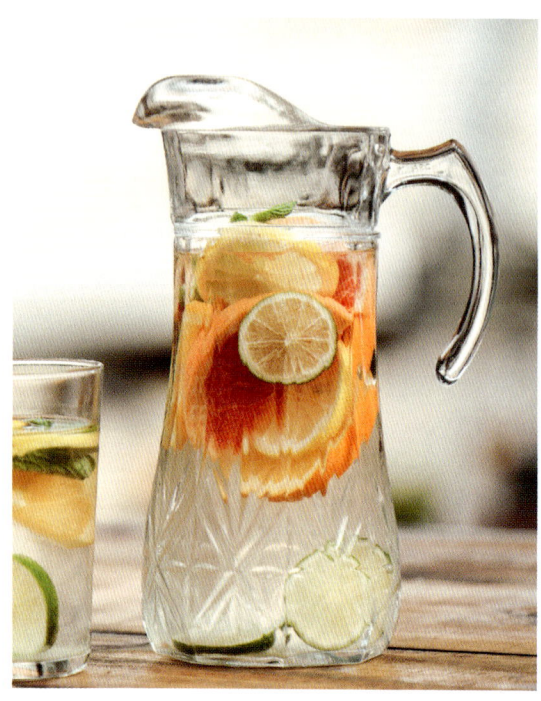

Früchtewasser

Zubereitungszeit 10 Minuten

Zutaten
Saft von 1 Zitrone
1 Orange, geschält und in Scheiben geschnitten
1 Apfel, in Scheiben geschnitten
1 Gurke, in Scheiben geschnitten
½ Tasse frische Minzeblätter
½ Tasse Erdbeeren, klein geschnitten
¼ Tasse Ananas, klein geschnitten

Schritt 1 Acht Gläser Wasser in einen großen Krug gießen und den Zitronensaft zugeben.
Schritt 2 Danach die restlichen Zutaten hineingeben und ziehen lassen.

Hautklärendes Wasser

Zubereitungszeit 5 Minuten

Zutaten
1 kleine Gurke
Saft von 1 Zitrone
1 Tasse Koriandergrün, klein gezupft
1 Prise Cayennepfeffer

Schritt 1 Die Gurke in dünne Scheiben schneiden.
Schritt 2 Den Zitronensaft auf zwei Tassen verteilen. Gurkenscheiben, Koriander und Cayennepfeffer hinzufügen.

Erdbeer-Milchshake

Zubereitungszeit 5 Minuten

Zutaten
1 Tasse Mandelmilch
½ Tasse Erdbeeren
3 entkernte Datteln (oder 1 TL unbehandelter Honig oder Ahornsirup)
½ Tasse Eiswürfel

Schritt 1 Alle Zutaten in den Mixer geben.
Schritt 2 Zu einem cremigen Shake mixen, in ein großes Glas füllen und genießen.

Göttlicher Schönheitstee

Zubereitungszeit 10 Minuten

Zutaten
1 TL Lavendelblüten
(oder 1 Tropfen reines Lavendelöl)
1 TL Kamillenblüten
(oder 1 Tropfen reines Kamillenöl)
1 TL Rosenblätter
(oder 1 Tropfen reines Rosenöl)
1 TL frische Pfefferminze
(oder 1 Tropfen reines Pfefferminzöl)

Schritt 1 Alle Zutaten mit vier Gläsern Wasser in einem Topf zum Kochen bringen. Die Temperatur auf mittlere Hitze reduzieren und die Mischung 5 Minuten köcheln lassen.
Schritt 2 Den Tee zum Abkühlen langsam in eine Kanne gießen. Heiß trinken.

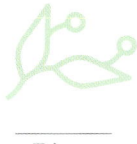

Tipp

Verzichte in der Abnehmphase komplett auf Backwaren aus Mehl, also traditionelles Brot, Kekse und Kuchen, ebenso auf Pasta, Reis und Zucker.

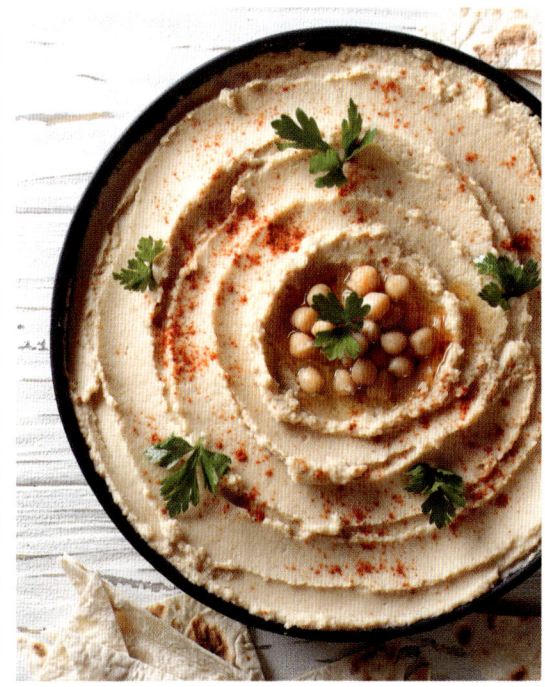

Hummus

Zubereitungszeit 5 Minuten

Zutaten
200 g Kichererbsen (aus dem Glas)
Saft von ½ Zitrone
1 TL Olivenöl
Salz, Pfeffer
Paprikapulver, Petersilie (beides nach Belieben)

Schritt 1 Die Kichererbsen abtropfen lassen. Mit Zitronensaft, Olivenöl und etwas Salz und Pfeffer in den Mixer geben.
Schritt 2 Alles glatt pürieren. Nach Belieben mit Paprikapulver und Petersilienblätt-chen garnieren.

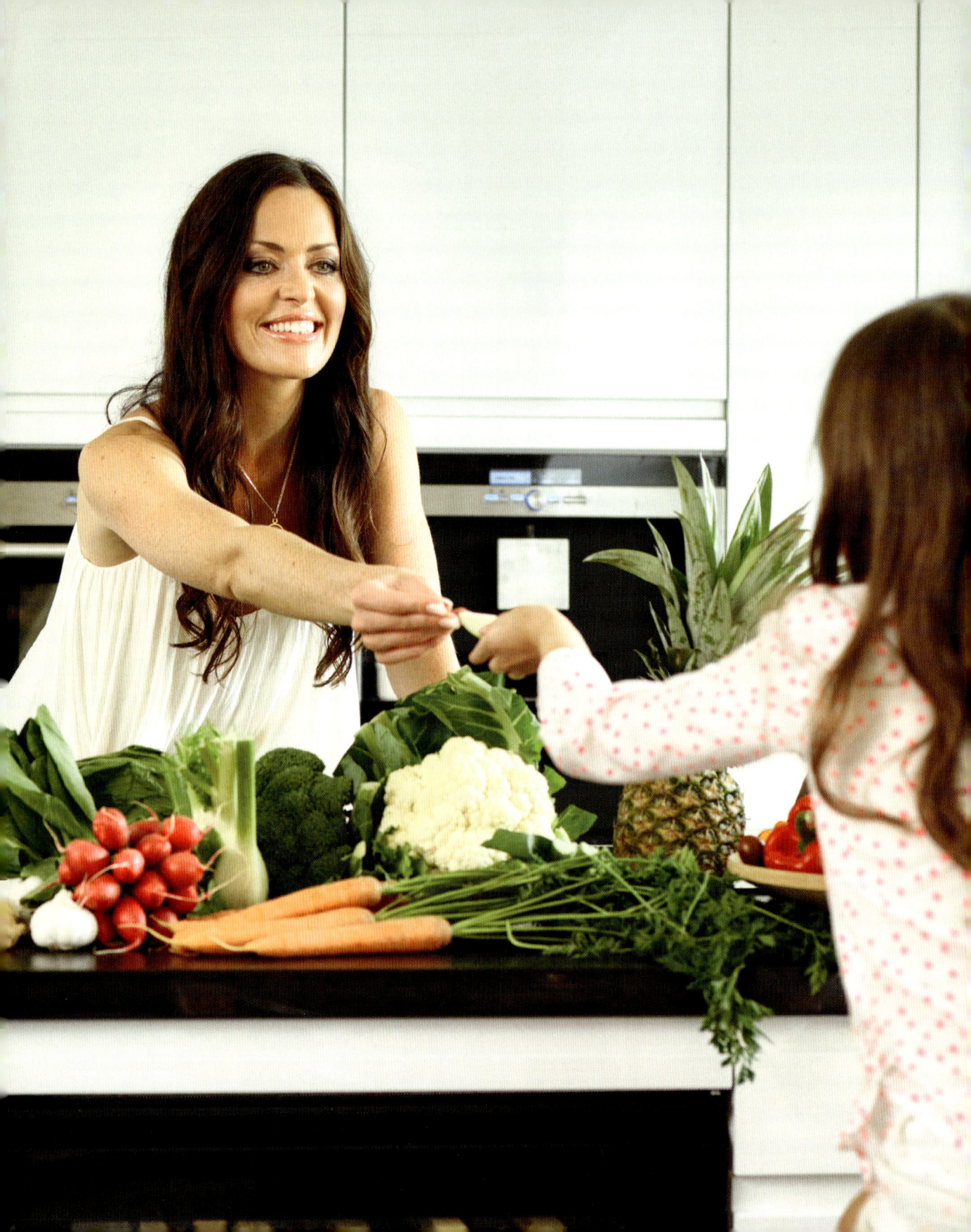

Das Drei-Wochen-
Weight-Loss-Yoga-Programm

Wenn du dich gesund ernährst, wenn du dich
regelmäßig bewegst, wenn du im Einklang mit dir
selber bist, wenn du achtsam durch dein Leben gehst,
dann wirst du dir genau den Körper formen,
den du dir wünschst und den du verdient hast.

Um dir den Einstieg so einfach wie möglich zu machen,
habe ich einen dreiwöchigen Plan
für dich erstellt, an dem du dich orientieren und den
du beliebig oft wiederholen kannst.
Dieser Plan enthält in jeder Woche eine
Auswahl an Rezepten, Asana-Abfolgen und
Meditationen.

Das mag dein Körper
(und sollte in deinen Einkaufswagen)

Die folgenden Nahrungsmittel tun
deinem Körper und deiner
Gesundheit ganz besonders gut:

Eiweiß

Quinoa
Hummus
Chia-Samen
Amaranth
Hirse

Früchte

Äpfel (grün)
Blaubeeren
Mangos
Himbeeren
Pflaumen
Grapefruits
Orangen
Zitronen
Datteln
Erdbeeren
Brombeeren
Ananas
Kirschen
Wassermelone
Kiwi
Aprikosen
Pfirsiche

Gemüse

Blumenkohl
Brokkoli
Möhren
Paprika (rote)
Pilze (Champignons)
Salat mit dunklen Blättern
Salatgurke
Staudensellerie
Lauch
Spinat (frisch oder
tiefgekühlt)
Tomaten
Grünkohl
Kohlrabi
Algen (Spirulina, Chlorella)
Brunnenkresse
Rosenkohl
Grünkohl
Pak Choi
Mangold
Rucola
Radieschen
Sojabohnen
Radicchio
Artischocken
Kürbis

Fette

Kokosöl
Olivenöl
Avocados
Alle nativen und
kaltgepressten Öle

Nüsse und

Samen

Sonnenblumenkerne
Sesamkerne
Leinsamen
Kürbiskerne
Pistazien
Pecannüsse
Walnüsse
Mandeln
Haselnüsse
Cashewkerne

Diese Lebensmittel sollten eher nicht in deinem
Einkaufswagen und später in deinem Körper landen, weil sie
ungesund sind und dich am Abnehmen hindern:

Getränke

Alle Tees
Wasser

Außerdem

Gewürze wie Chilipulver,
Zimt und Pfeffer
Ingwer
Kräuter wie frische
Pfefferminze
Mandelmilch

Kohlenhydrate

Zucker
Mehl
Reis
Kartoffeln
Pommes Frites
Müsli
Brot
Nudeln

Tierische Milchprodukte

Käse
Joghurt
Quark
Sahne

Getränke

Orangensaft
Apfelsaft
Cola
aromatisiertes Wasser
Bier

Früchte

Obst mit viel Fruchtzucker,
z. B. Bananen, Weintrauben

Außerdem

Konserven
Fertiggerichte

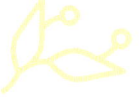

Woche 1

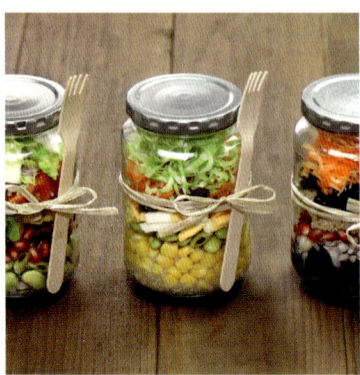

Ernährung

Frühstück
Omelett mit Babyspinat und Kräutern
→ S. 103

Mittagessen
Salat im Glas
→ S. 110

Abendessen
Karotten-Ingwer-Detox-Suppe
→ S. 126

Snack
Leckeres Bananenbrot
→ S. 129

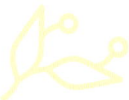

Tipp

Iss nicht zu viel Obst, denn Obst enthält viel Fruchtzucker und das ist auf Dauer nicht gut. Obst enthält auch viele Vitamine und Mineralien, aber Gemüse genauso. Meine persönliche Regel lautet: Jeden Morgen eine Frucht als Smoothie mixen, zum Beispiel einen grünen Apfel oder Beeren (Blaubeeren, Himbeeren oder Erdbeeren). Wenn du gerade erst mit deinem Programm angefangen hast, solltest du Obst (in welcher Form auch immer) nur an den Tagen zu dir nehmen, an denen du Sport treibst.

Asana-Abfolge

Cardio-Yoga und aktiver Stoffwechsel
→ S. 62

Ernährung

Frühstück
Wohlfühl-Smoothie
→ S. 108

Mittagessen
Walnuss-Bällchen
→ S. 112

Abendessen
Warmer Blattspinatsalat
→ S. 115

Snack
Schokobällchen
→ S. 128

Meditation

Meditation des Lächelns
→ S. 90

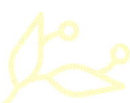

Tipp

Ausreichend Vitamin B6 beugt
Heißhungerattacken vor.
Nimm daher Lebensmittel mit
einem hohen Vitamin-B6-
Gehalt wie Avocados, grüne
Erbsen und Walnüsse zu dir.

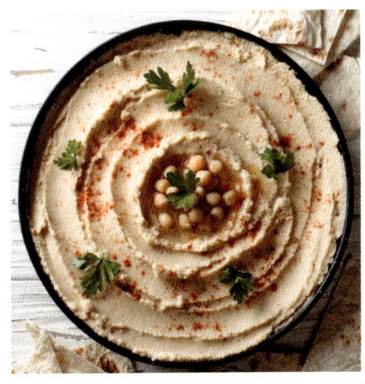

Ernährung

Frühstück
Frühstücksbrot
→ S. 104

Mittagessen
Grüne Detox-Suppe
→ S. 117

Abendessen
Zander-Pfännchen
→ S. 121

Snack
Hummus
→ S. 131

Ernährung

Frühstück
Tomaten-Gurken-Smoothie
→ S. 106

Mittagessen
Fischküchlein »Thai-Style«
→ S. 114

Abendessen
Gebratener Blumenkohl mit Salat
→ S. 121

Snack
Gebratene Kichererbsen
→ S. 129

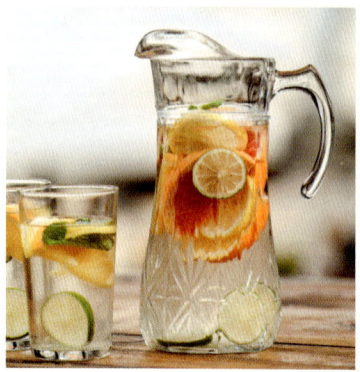

Ernährung

Frühstück
Apfelraspel mit Walnüssen und Granatapfel
→ S. 108

Mittagessen
Linsencurry auf Blumenkohl
→ S. 111

Abendessen
Ei-Salat mit Lachs und Senfsauce
→ S. 124

Durstlöscher
Früchtewasser
→ S. 130

Snack
Obst

Meditation

Heilende buddhistische Meditation
→ S. 87

Asana-Abfolge

Definierte Arme und starker Rücken
→ S. 74

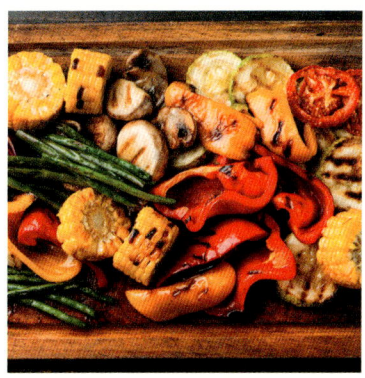

Ernährung

Frühstück
Pancakes
→ S. 104

Mittagessen
Gefüllte Paprika
→ S. 116

Abendessen
Avocadocremesuppe
→ S. 120

Durstlöscher
Immunstärkender Tee
→ S. 129

Snack
Eine Handvoll Nüsse

Ernährung

Frühstück
Rührei mit Tomaten
→ S. 109

Mittagessen
Gefüllte Champignons
→ S. 117

Abendessen
Garnelen mit Knoblauch und Zitrone
→ S. 123

Snack
Schokokekse
→ S. 128

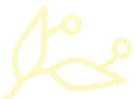

Tipp

Glaube an deinen Erfolg!
Auch wenn es dir manchmal
schwerfällt, aufgeben
ist keine Option! Niemand
nimmt ab, wenn
er vorher aufgibt.

Woche 2

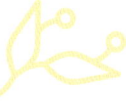

Ernährung

Frühstück
Muntermacher-Müsli
→ S. 104

Mittagessen
Linsencurry auf Blumenkohl
→ S. 111

Abendessen
Thunfischfilets aus der Pfanne
→ S. 127

Durstlöscher
Göttlicher Schönheitstee
→ S. 131

Snack
Frisches Gemüse

Meditation

Auflösungsmeditation
→ S. 88

Tipp

Verzichte auf Junkfood!
Das Gefährliche an Fertig-
gebäck, Chips, Burger,
Pizza & Co. ist, dass es
relativ schnell »abhängig«
macht und viel ungesunden
raffinierten Zucker enthält,
der deinem Körper wertvolle
Vitamine und Mineralien
entzieht. Außerdem versorgt
Junkfood deinen Körper
nicht mit dem, was er wirklich braucht, sodass du
ziemlich bald wieder Hunger
hast und essen möchtest.
Verzichte daher so gut es
geht darauf.

Ernährung

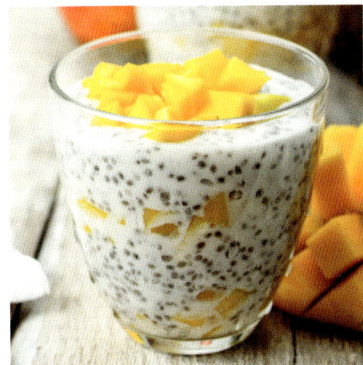

Frühstück
Kokos-Chia-Creme
→ S. 106

Mittagessen
Champignon-Rührei mit Spinatcreme
→ S. 115

Abendessen
Zucchini-Melonen-Carpaccio
→ S. 125

Snack
Leckeres Bananenbrot
→ S. 129

Asana-Abfolge

Straffe Beine und knackiger Po
→ S. 66

Ernährung

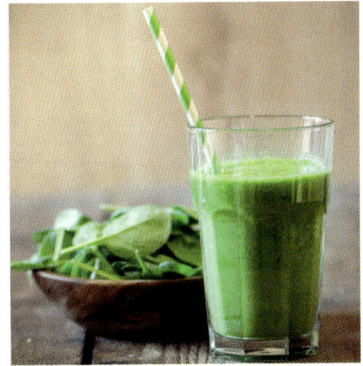

Frühstück
Wohlfühl-Smoothie
→ S. 108

Mittagessen
Karotten-Noodles mit Bolognese
→ S. 119

Abendessen
Chinakohl-Lachs-Pfanne
→ S. 124

Durstlöscher
Hautklärendes Wasser
→ S. 130

Snack
Obst

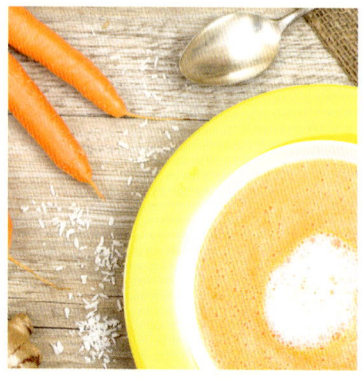

Ernährung

Frühstück
Lachs-Carpaccio
→ S. 105

Mittagessen
Spargelpfanne
→ S. 111

Abendessen
Karotten-Ingwer-Detox-Suppe
→ S. 126

Snack
Erdbeer-Milchshake
→ S. 130

Meditation

Meditation der Sonne
→ S. 91

Ernährung

Frühstück
Karotten-Bowl
→ S. 106

Mittagessen
Walnuss-Bällchen
→ S. 112

Abendessen
Rote-Bete-Noodles
→ S. 127

Snack
Schokokekse
→ S. 128

Asanas

Übe das Liegende Krokodil
→ S. 41
und das Gedrehte Dreieck
→ S. 42

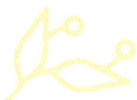

Tipp

Wenn du doch einmal ungesund
gegessen hast, dann nimm
danach eine Tasse
organischen Grünen Tee oder
frischen Ingwertee zu dir.

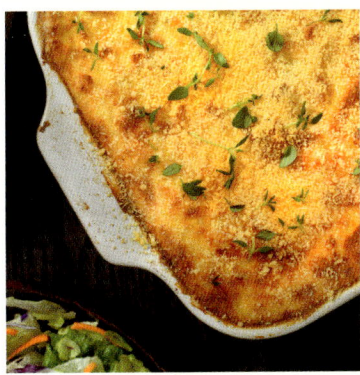

Ernährung

Frühstück
Omelett mit Babyspinat und Kräutern
→ S. 103

Mittagessen
Karottengratin
→ S. 113

Abendessen
Avocadocremesuppe
→ S. 120

Durstlöscher
Früchtewasser
→ S. 130

Snack
Ein Handvoll Nüsse

Asana-Abfolge

Cardio-Yoga und aktiver Stoffwechsel
→ S. 62

Ernährung

Frühstück
Frühstücksbrot
→ S. 104

Mittagessen
Gemüse-Noodles mit Garnelen und Avocado
→ S. 119

Abendessen
Seelachs-Stückchen mit Romanesco
→ S. 120

Snack
Hummus
→ S. 131

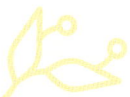

Tipp

Esse morgens und mittags gute und lang sättigende Kohlenhydrate. Dies ist wichtig für deine Energie und deine Konzentration. Ab 16 Uhr solltest du dich dann vornehmlich proteinreich ernähren, um deinen Insulinspiegel nicht unnötig zu erhöhen. Wenn du dir tagsüber Kohlenhydrate erlaubst, wird dein abendliches Verlangen danach mit der Zeit abnehmen.

Woche 3

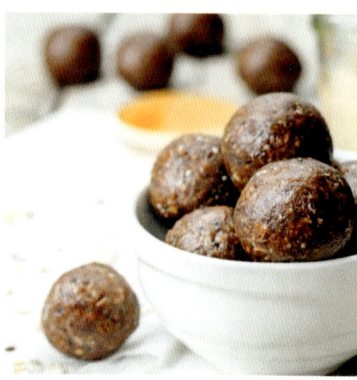

Ernährung

Frühstück
Quinoa-Creme mit Walnüssen
→ S. 109

Mittagessen
Sommerliche Zucchini-Noodles
→ S. 116
und mit Eiern gefüllte Tomaten
→ S. 118

Abendessen
Zander-Pfännchen
→ S. 121

Snack
Schokobällchen
→ S. 128

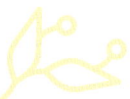

Tipp

Heißhungerattacken können
ein Zeichen für Dehydration
sein. Bevor du also
zum nächsten Schokoriegel
greifst, solltest du
zunächst einmal ein großes
Glas Wasser trinken und
zehn Minuten warten. In
vielen Fällen ist der
Hunger danach verschwunden.
Nimm auch über den Tag
verteilt immer ausreichend
Flüssigkeit zu dir, am
besten stilles Wasser oder
ungesüßten Tee.

Ernährung

Frühstück
Karotten-Bowl
→ S. 106

Mittagessen
Gegrillte Avocados mit Salsa
→ S. 112

Abendessen
Leichter Gemüseeintopf
→ S. 122

Durstlöscher
Hautklärendes Wasser
→ S. 130

Snack
Obst

Meditation

Meditation des Horizonts
→ S. 88

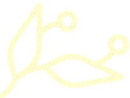

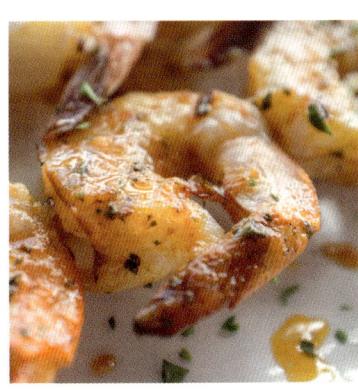

Ernährung

Frühstück
Apfelraspel mit Walnüssen und Granatapfel
→ S. 108

Mittagessen
Spargelpfanne
→ S. 111

Abendessen
Garnelen mit Knoblauch und Zitrone
→ S. 123

Snack
Erdbeer-Milchshake
→ S. 130

Asana-Abfolge

Flacher Bauch und Fatburner
→ S. 70

___
Tipp

Hungere nicht! Es geht
nicht darum, wie
viel du isst, sondern
was du isst.

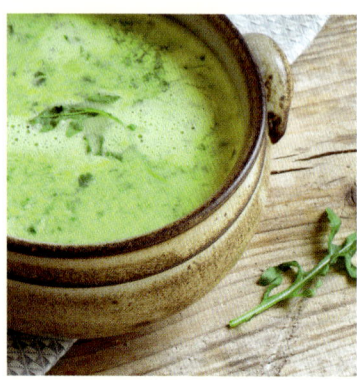

Ernährung

Frühstück
Hirsebrei
→ S. 103

Mittagessen
Grüne Detox-Suppe
→ S. 117

Abendessen
Seelachs-Stückchen mit Romanesco
→ S. 120

Snack
Gebratene Kichererbsen
→ S. 129

Meditation

Meditation der Sonne
→ S. 91

Ernährung

Frühstück
Pancakes
→ S. 104

Mittagessen
Warmer Blattspinatsalat
→ S. 115

Abendessen
Gute-Nacht-Bowl
→ S. 122

Durstlöscher
Göttlicher Schönheitstee
→ S. 131

Snack
Frisches Gemüse

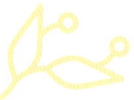

Tipp

Bevor du das nächste Mal
zu deinem Lieblings-
snack greifst, frage dich,
ob es Hunger, Langeweile
oder nur die Lust
auf Geschmack ist.

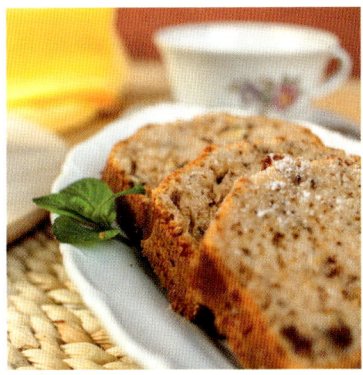

Ernährung

Frühstück
Karotten-Bowl
→ S. 106

Mittagessen
Gefüllte Paprika
→ S. 116

Abendessen
Zucchini-Melonen-Carpaccio
→ S. 125

Snack
Leckeres Bananenbrot
→ S. 129

Meditation

Übe die Nadi Shodhana (Wechselatmung)
→ S. 86

Ernährung

Frühstück
Rührei mit Tomaten
→ S. 109

Mittagessen
Karotten-Noodles mit Bolognese
→ S. 119

Abendessen
Gebratener Blumenkohl
→ S. 121

Durstlöscher
Immunstärkender Tee
→ S. 129

Snack
Obst

Asana-Abfolge

Straffe Beine und knackiger Po
→ S. 66

Das Terra-Diät-Prinzip:
Back to Basics

Früher habe ich mich selber extrem ungesund ernährt: Toast, Kuchen, Pasta, Burger, Hot Dogs und Kaffee in Massen (Kaffee trinke ich heute noch, aber viel weniger als damals). Ich war weit entfernt von fit und auch mein Immunsystem war schwach. Ich fühlte mich sehr oft müde und energielos. Mein Magen war zwar voll, aber mein Körper sehnte sich nach etwas Nahrhaftem. Über gesundes Essen habe ich mir damals kaum Gedanken gemacht. Ich hatte wirklich keine Ahnung, welchen Einfluss die Ernährung auf die Gesundheit hat.

Mein neuer Körper

Wie wir aus der Forschung wissen, erneuern sich menschliche Körperzellen, sodass man innerhalb einer gewissen Zeit von einem kompletten Austausch sprechen kann. Dabei sind sie von Entscheidungen abhängig, die wir in Bezug auf unsere Ernährung treffen. Das einfache, aber manchmal schwer einzuhaltende Prinzip lautet: Wenn du einen gesunden Körper möchtest, nimm gesunde Nahrungsmittel zu dir.

Ich selber halte mich an folgende Regel: Wenn etwas wächst (und das tut natürliche Nahrung), dann esse ich es — wenn etwas nicht wächst, esse ich es nicht. Ich bin fest davon überzeugt, dass nur etwas mit Lebenskraft mir Kraft zum Leben geben kann.

In meinem Einkaufswagen und in meiner Küche findet man immer viel frisches Gemüse und Obst, frischen Fisch, Eier, Nüsse und Milch aus Nüssen. Fertiggerichte, Raffinadezucker, Milchprodukte und Gluten meide ich, soweit es geht. Einmal in der Woche esse ich Pasta, wenn ich Lust darauf habe … was nach etlichen Jahren dieser natürlichen Diät nur noch selten vorkommt, denn der Heißhunger verschwindet nach einiger Zeit.

Die gesündeste Ernährungsform

Essen ist ein Thema, bei dem die Menschen sehr emotional werden können, wenn es darum geht, was richtig und was falsch ist. Deswegen möchte ich es für dich so einfach wie möglich halten.

Ich selber habe im Laufe der Zeit viele verschiedene Ernährungsformen ausprobiert: fleischhaltig, fleischlos, Kohlenhydrate, keine Kohlenhydrate, viel Essen, wenig Essen … Aber ganz ehrlich: Diese Extreme haben zu nichts geführt, außer dazu, dass ich teilweise ziemlich schlecht gelaunt — und unausstehlich — war.

Mit der Terra-Diät, wie ich sie nenne, habe ich eine Ernährungsform gefunden, die mich sehr glücklich macht und bei der ich niemals das Gefühl habe, etwas zu verpassen. Mein Motto: Essen soll natürlich, gesund und lecker sein!

Um deine Ernährung langfristig erfolgreich umzustellen, ist es wichtig, dass du dein Essverhalten beobachtest und dabei ganz ehrlich zu dir selber bist. Ich möchte dich dazu einladen, genau aufzuschreiben, was du isst und wann du isst und auch, was du trinkst.

Es kann sehr hilfreich sein, so ein Essenstagebuch über mehrere Wochen zu führen, wenn du herausfinden willst, welche Auswirkungen deine Ernährung auf deinen Körper und deinen Gemütszustand hat.

Am besten wartest du nach jedem Essen etwa 15 bis 20 Minuten und schreibst dann auf, wie du dich zu diesem Zeitpunkt fühlst. Antriebslos oder energiegeladen? Auf diese Weise bekommst du schnell ein Gefühl dafür, was dir guttut und was nicht.

Das ist auch deswegen wichtig, weil jeder Körper einzigartig ist und auf die verschiedenen Lebensmittel unterschiedlich reagiert. Natürliche Produkte haben nicht bei allen die gleiche Wirkung. Finde heraus, welche Nahrungsmittel dein Körper mag und welche nicht.

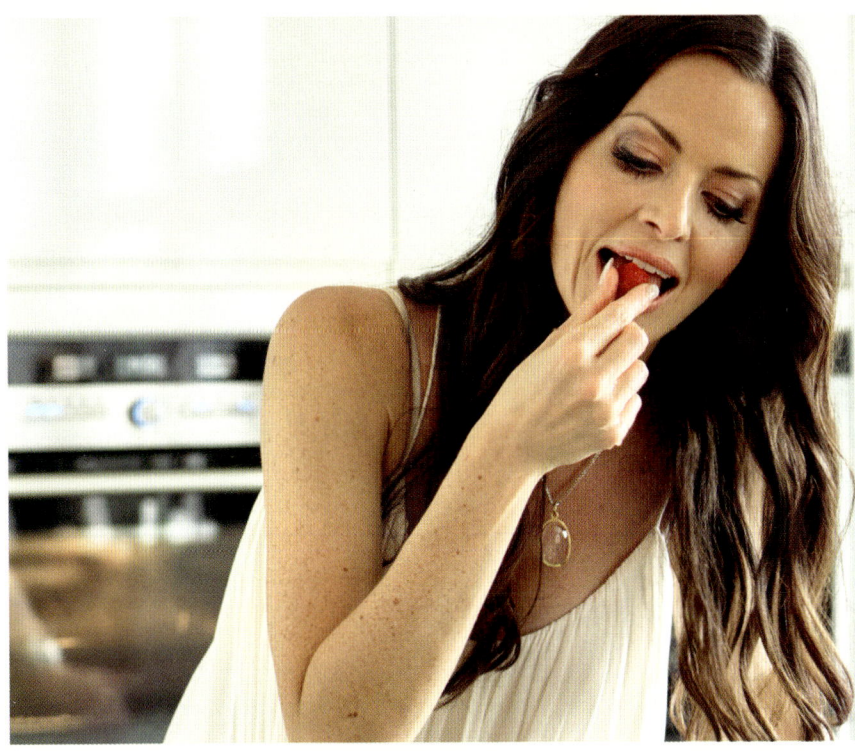

So verlierst du dein Ziel »Traumkörper« niemals aus den Augen

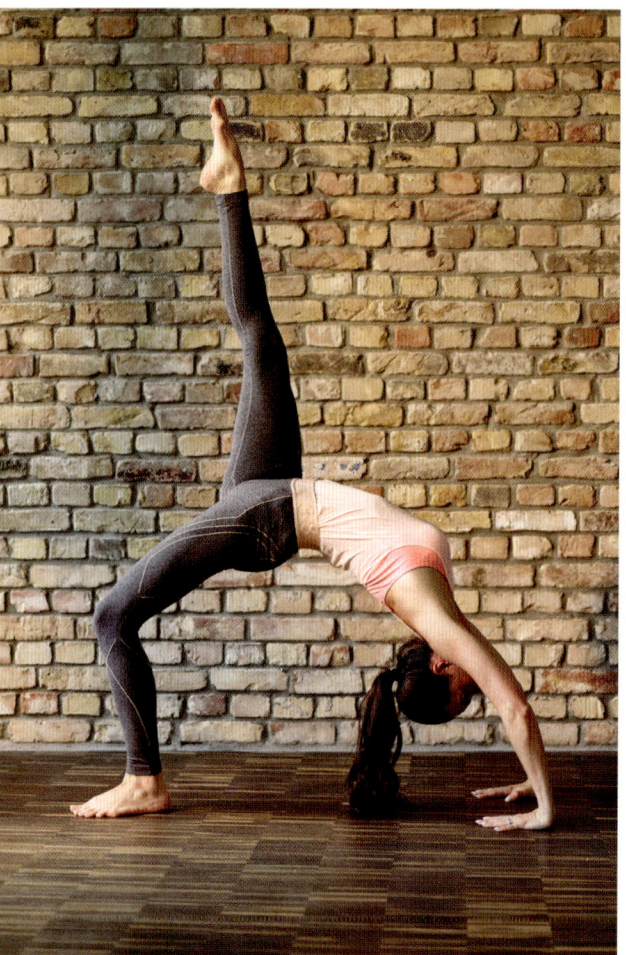

Bei einer Intention geht es immer darum, dass du dich inspirierst. Ich nenne das auch gerne »Selbst-Inspiration«. Nehme dir einen Stift und ein Blatt Papier und schreibe deine ganz persönliche Intention in Bezug auf das Abnehmen auf.

Frage dich, was genau du bezüglich deines Körpergefühls und deiner Wunschfigur erreichen möchtest. Notiere dir alle Gründe, die du dafür hast. Es ist extrem wichtig, dass du das »Warum« hinter deinem Wunsch und deinem Handeln verstehst. Denn wenn du weißt, wofür du etwas machst, wird es dir viel leichter fallen, deine Aufmerksamkeit darauf zu fokussieren und deinen Weg konsequent zu verfolgen. Bewahre deine verschriftlichten Gedanken auf jeden Fall auf und passe sie bei Bedarf immer wieder an.

Es ist durch unzählige wissenschaftliche Studien belegt, dass Menschen, die ihre Ziele klar formulieren und aufschreiben, erfolgreicher im Erreichen dieser Ziele sind als Menschen, die das nicht tun. Auch für das Abnehmen sind Ziele unglaublich wichtig.

Bist du schon einmal in den Urlaub geflogen, ohne zu wissen, wohin die Reise geht? Natürlich nicht! Du kannst nur dann an deinem Ziel ankommen, wenn du weißt, was dein Ziel ist.

Wenn du dir deinen Körper nach deinen Vorstellungen formen möchtest, solltest du eine Intention bilden. Sie führt zu einem Verhalten, bei dem du deine ganze Aufmerksamkeit auf das gewünschte Ergebnis richtest und nichts dem Zufall überlässt.

Auf dem Flug in den Urlaub mögen Zwischenlandungen unbequem sein, im Leben aber sind Zwischenziele wichtig und notwendig. Denn wenn du eine Teiletappe erreicht hast, wird dich das motivieren, alles zu tun, um auch dein großes Endziel zu erreichen.

Stelle dir vor, dein Ziel ist es, 15 Kilogramm abzunehmen. Du wirst, wenn du bereits die Hälfte geschafft hast, viel motivierter sein, weiter durchzuhalten, als noch ganz am Anfang deines Programms.

Die »smarte« Zielformel

Was genau macht ein gutes Ziel aus? Ziele sollten »smart« sein. Was sich lustig anhört, ist ein wissenschaftlich fundiertes Prinzip. Nach dem »SMART-Goal-System« von Hersey und Blanchard (1977) sollen Ziele fünf Kriterien erfüllen:

S = Spezifisch: Ziele müssen eindeutig und präzise formuliert sein.
M = Messbar: Ziele müssen messbar sein.
A = Angemessen: Ziele müssen in Hinblick auf den Aufwand verhältnismäßig sein.
R = Realistisch: Ziele müssen grundsätzlich erreichbar sein.
T = Terminierbar: Ziele müssen innerhalb eines bestimmten zeitlichen Rahmens erreicht werden können.

Was bedeuten diese fünf Kriterien nun in Bezug auf dein Ziel abzunehmen? Beantworte dazu folgende Fragen:

- Wie viel Kilogramm möchtest du zu welchem Zeitpunkt wiegen? (spezifisch)
- Wie viel Kilogramm möchtest du zu welchem Zeitpunkt abgenommen haben? (messbar)
- Kann ich das, was zu tun ist, in meinem Alltag unterbringen, ohne diesen völlig umkrempeln zu müssen? (angemessen)
- Ist das Abnehmziel für dich erreichbar? (realistisch)
- Bis wann möchtest du dein Abnehmziel erreichen? (terminierbar)

Am besten schreibst du deine Antworten auf, damit du deinen Abnehmerfolg regelmäßig überprüfen und deine Ziel gegebenenfalls anpassen kannst. Zusätzlich möchte ich dich bitten, deine Ziele unbedingt positiv zu formulieren, weil du nur dann genügend motiviert sein wirst.

Ein nach den Smart-Prinzipien formuliertes Ziel könnte lauten:

>> **In drei Monaten wiege ich nur noch 70 Kilogramm.** <<

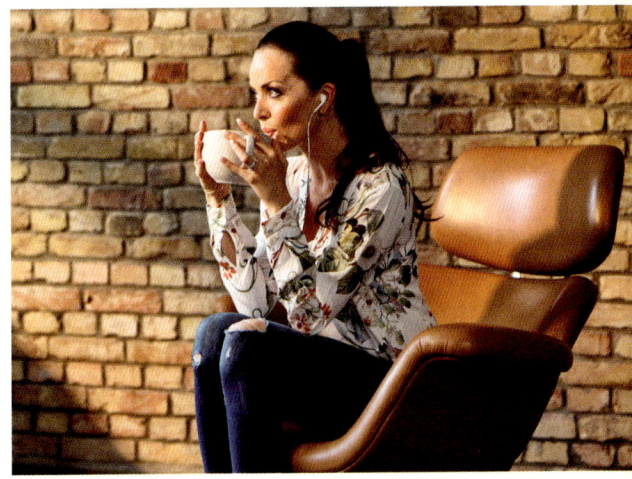

Das oberste Gebot: Gelassenheit

Wenn du bis hierhin gelesen hast, freut mich das sehr. Vielleicht fragst du dich gerade, wie du die Tipps, Übungen und Rezepte aus diesem Buch in deinem Alltag umsetzen kannst.

Diese Zweifel sind ganz normal. Wir alle haben unsere Schwachstellen und fühlen uns in bestimmten Situationen unter Druck. Ich erinnere mich noch gut an das Gefühl, das mich überkam, als ich die Zusage für dieses Buch erhielt. Plötzlich spürte ich tief in mir eine merkwürdige Unsicherheit. Ich bekam Herzrasen und fühlte mich völlig überfordert.

Mein Selbstbewusstsein war im Keller und ich hatte alle meine bisherigen Erfolge im Leben völlig vergessen. Mein ganzes Denken und Tun war auf Scheitern ausgerichtet. Das Problem war jedoch gar nicht dieses Buch, sondern mein fehlendes Selbstvertrauen. Und weißt du, was das Ironische an dieser Situation war?

Dass ich als Yoga-Lehrerin so viele wertvolle Techniken kenne und beherrsche, um genau solche Situationen zu überwinden – und sie in diesem Moment nicht angewandt habe. Ich war viel zu beschäftigt mit meinen Ängsten. Dabei war es mein größter Wunsch, mit diesem Buch etwas Besonderes hervorzubringen, das vielen Menschen helfen würde.

Am nächsten Tag fing ich an, Yoga zu praktizieren und zwar nur für mich und ohne darüber nachzudenken, welche Asanas oder Abfolge ich für dieses Buch auswählen sollte. Ich nährte also zuerst mich selber, um später anderen Menschen wie dir dabei zu helfen, ihre eigene »Nährquelle« in sich selbst zu entdecken.

Ich dachte in dieser Zeit auch sehr viel über Angst nach. Denn letztendlich war das, was ich am Anfang der Entstehung dieses Buches spürte, reine Angst. Angst und Unsicherheit sind etwas völlig Normales. Wir alle haben Ängste, sie werden immer, mal mehr mal weniger bemerkbar, unser Begleiter sein. Das ist sogar gut und richtig, denn Angst schützt uns.

»Wir können nicht für morgen oder gestern atmen, nur für diesen Augenblick.«

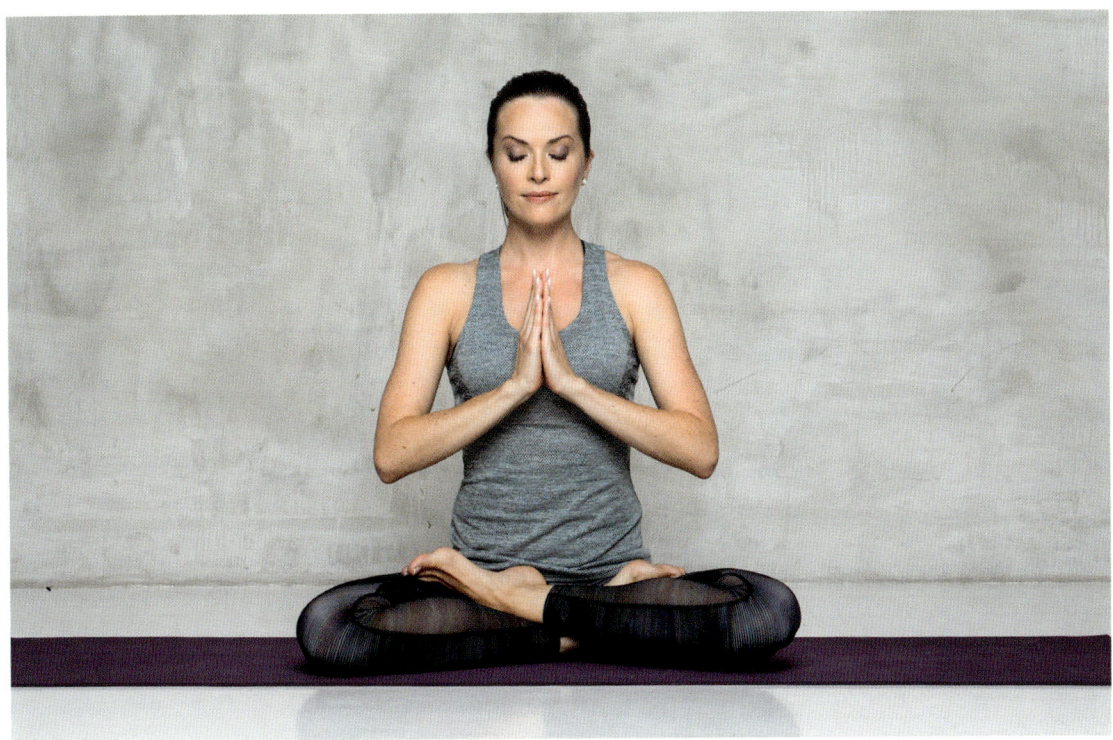

Wir sollen also nicht lernen, unsere Ängste zu ignorieren, sondern entspannter mit ihnen umzugehen. Und wenn auch du gerade ängstlich und unsicher bist und (noch) nicht weißt, wie du die Inhalte dieses Buches in deinem Leben anwenden kannst, dann möchte ich dir eine Gedankenübung empfehlen, die auch mir geholfen hat, meine Ängste bezüglich dieses Buches zu überwinden.

Bitte stelle dir Folgendes bildlich vor: Du fährst Auto und deine Angst sitzt als Begleiter mit im Auto. Wenn du beim Fahren müde wirst, bietet dir die Angst gerne an, sich ans Steuer zu setzen, und wenn du es erlaubst, parkt deine Angst das Auto für dich, damit dir nichts passiert. Aber wenn du dann zurück ans Steuer willst, gibt die Angst den Platz nur ungerne wieder frei und du musst sehr viel Überredungskunst aufbringen.

Wenn also Ängste und Unsicherheiten in dir hochkommen, dann frage dich: Was möchtest du mir gerade mitteilen, Angst? Und dann sage zu deiner Angst: Nein, du darfst nicht ans Steuer. Du darfst gerne mein Beifahrer sein, aber nur, wenn es unbedingt notwendig ist, denke ich über deine Meinung nach und überlege, ob ich deinen Rat befolge. Ich lasse mich nämlich ungerne von dir ablenken, weil ich nicht von der Straße – von meinem Weg – abkommen möchte.

Abschließende Gedanken von Kate

Wir alle sind manchmal unsicher und zweifeln an unserer Fähigkeit, selbst zu wissen, was gut für uns ist. Aber ist dir schon einmal aufgefallen, dass all das Negative, das sich in unserem Kopf abspielt, in der Realität meistens gar nicht passiert? Dennoch spielen wir diese Was-wäre-wenn-Szenarien im Geiste unzählige Male durch.

Irgendwann fängt unser Körper an, das zu glauben, was wir denken. Denn genauso, wie positive Gedanken deinen Körper stärken, werden negative Gedanken ihn schwächen.

Anstatt der Ursache für negative Gefühle auf den Grund zu gehen, lenken wir uns lieber ab. Wir glauben, dass wir den Ansprüchen von außen nicht genügen und uns ständig verbessern und selber »überholen« müssen. Aber in Wahrheit sind wir genug. Du bist genug. Ich bin genug. Wir müssen nicht »repariert« werden und wir müssen auch nicht unzählige Dinge tun und suchen, um endlich glücklich zu werden.

Ich bin überzeugt, dass wir uns auf einer unterbewussten Ebene sehr von diesen Ansprüchen stressen lassen … und Stress lädt Krankheiten ein, auf uns zuzukommen, anstatt von uns fern zu bleiben. Für mich ist jede Krankheit, jedes Problem unseres Körpers ein Schrei unserer Seele.

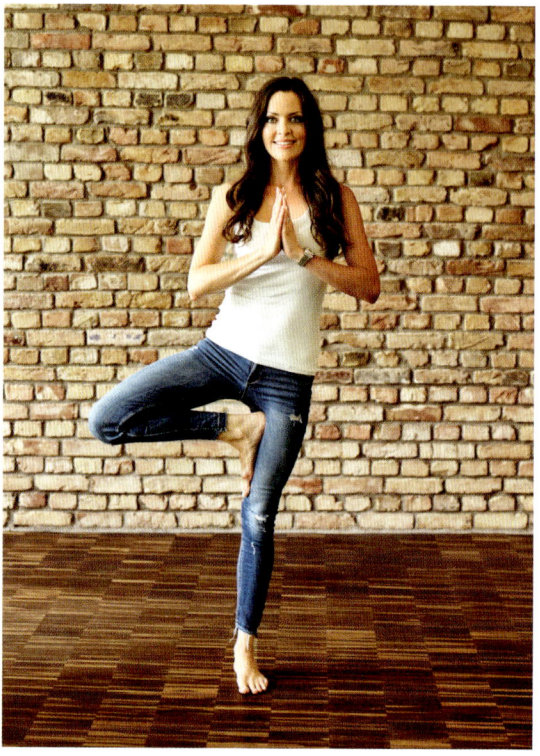

Genau an dieser Stelle kommt Yoga ins Spiel: Beim Yoga arbeiten wir daran, durchs Leben zu gehen, ohne uns zu betäuben, sondern stattdessen im Bewusstsein für und mit unserem Körper zu leben, zu handeln und zu fühlen.

Wenn wir die Botschaften unserer Seele nicht hören, wird unser Körper anfangen zu schmerzen. Wenn wir den Schmerz ignorieren, wird er uns schließlich »anschreien«. Er wird uns dazu zwingen, ruhig an einem Platz zu verweilen, und uns damit die Gelegenheit geben, endlich unserer Seele zuzuhören.

Doch wenn wir klug sind, erkennen wir die Zeichen vorher und gehen in uns. Verändern das, was verändert werden muss. Denn falls nicht, falls wir uns weiterhin unter Druck setzen, die Zeichen ignorieren, unseren Körper mit Schmerzmitteln oder anderen Substanzen betäuben, wird er aufgeben und uns in einem Zustand hinterlassen, aus dem wir vielleicht nur schwer wieder herauskommen.

Yoga ist eine perfekte Möglichkeit, in deine Seele und deinen Körper hineinzuspüren, seine Zeichen bewusst wahrzunehmen und angemessen zu reagieren — bei physischen und mentalen Veränderungen.

Sicherlich kann nicht alles, mit dem wir konfrontiert werden, verändert werden, aber nichts kann verändert werden, bevor wir uns ihm nicht gestellt haben. Nichts im Leben bleibt, wie es ist. Das beste Beispiel dafür ist die Natur, in der die Jahreszeiten kommen und gehen.

Wenn wir anfangen zu glauben, dass Veränderungen gefährlich oder schlecht sind, weil wir nicht wissen, was als Nächstes zu erwarten ist, geraten wir in Schwierigkeiten. Wir verlieren das Vertrauen in die Kraft, die die Natur in perfekter Harmonie zusammenhält. Aber wenn wir uns dafür öffnen, etwas Neues zu lernen, dann können wir wachsen und uns verändern.

Genau diese Erfahrung habe ich gemacht, als ich dieses Buch geschrieben habe. Ich wollte, dass es perfekt wird, und bekam Selbstzweifel. Also veränderte ich meinen Blickwinkel, meine Sichtweise und betrachtete das Buch als Möglichkeit, an mir selber zu arbeiten und darin nicht nur Informationen weiterzugeben, sondern das selber zu leben, was ich lehre. Ich musste erst wieder Liebe zu mir selber entwickeln, um anderen Menschen wie dir etwas weiterzugeben zu können, das ihnen diese Möglichkeit ebenfalls gibt.

Abschließend möchte ich dir noch eine wichtige Sache aus meiner eigenen jahrelangen Erfahrung als Yoga-Lehrerin mit auf den Weg geben: Wenn du abnehmen möchtest, sind Ernährung und Bewegung natürlich unglaublich wichtig. Aber genauso wichtig sind Achtsamkeit und Körperbewusstsein. Sobald du anfängst, beides auszubilden, wirst du nach und nach immer besser in der Lage sein zu erkennen, was dein Körper und dein Geist brauchen.

Ich hoffe, dass dieses Buch dir dabei helfen wird, deinen Körper und deine Seele wahrzunehmen und wachsen zu lassen — so, wie du es dir wünschst.

Alles Liebe auf deinem Weg zu deinem Traumkörper und zu dir selbst!

Deine

Dank

Dieses Buch war lange ein Traum von mir. Ein Traum, der nun, nach vielen Jahren, endlich Wirklichkeit geworden ist. Ich möchte daher die Gelegenheit nutzen, den Menschen zu danken, die mir geholfen haben, meinen Traum Wirklichkeit werden zu lassen: Meinem wundervollen Mann Detlef Soost und unserer wunderbaren Tochter Ayana, die meinen Träumen und mir ein Zuhause geben, meiner Projektleiterin Julia Klopp, die bei diesem großen Projekt immer den Überblick behalten und ihm Struktur gegeben hat, meinem Produzenten Stephan Strauß, der meinem Mann und mir seit Jahren hilfreich zur Seite steht, Frank Zauritz und Ben Nicolaus und Ben Fuchs, die mich beim Shooting zu den Asanas in Szene gesetzt haben,

Aino Ermel und Francesca Queiser, die mich an den Shootingtagen unterstützt haben, Robert Minasyan, der meinem Gesicht Entspannung und Strahlen verliehen hat, Monika Schlitzer, die als Geschäftsführerin des DK Verlags das Buchprojekt ins Leben gerufen hat, Caren Hummel und Elena Bruns, die als Ansprechpartnerinnen beim DK Verlag immer ein offenes Ohr für uns hatten, sowie Kris Stelljes und Désirée Meuthen, die mein »Kate-Deutsch« in verständliche Texte umgewandelt haben.

Nur durch euch konnte dieses Buch zu dem werden, was es jetzt ist – die Verwirklichung meines lang gehegten Traums. Danke!

Noch mehr Yoga-Fitness und gesunde Ernährung finden Sie hier!

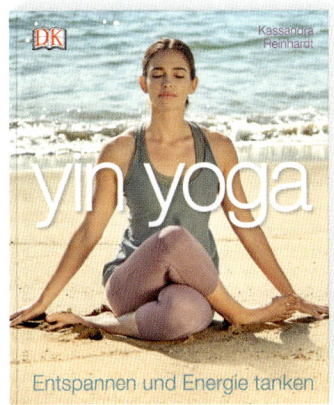

Yin Yoga
Entspannen und Energie tanken
192 Seiten
€ 14,95 (D) / € 15,40 (A)
ISBN 978-3-8310-3411-6

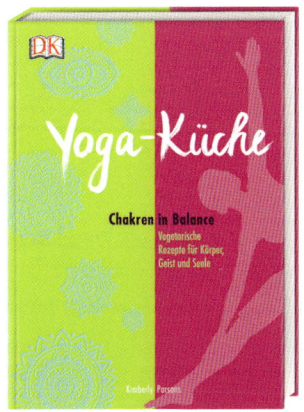

Yoga-Küche. Chakren in Balance –
Vegetarische Rezepte für Körper,
Geist und Seele
192 Seiten
€ 19,95 (D) / € 20,50 (A)
ISBN 978-3-8310-3302-7

Aktiv, vital und glücklich! Das 30-Tage-Programm „My Body Secret" von Kate Hall macht's möglich

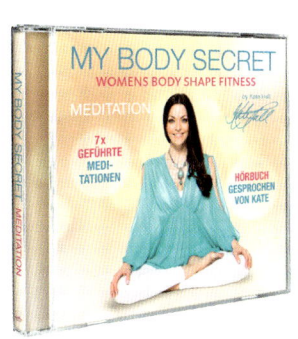
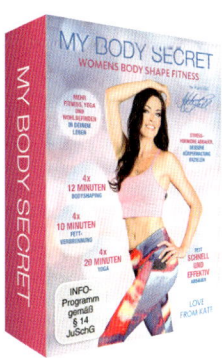
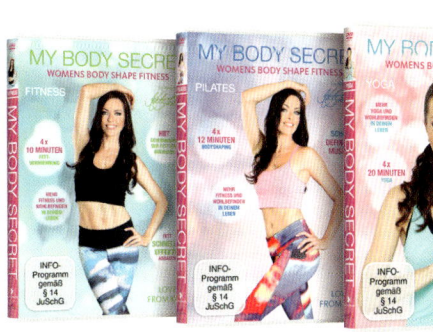
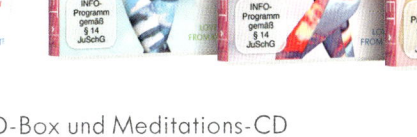

„My Body Secret" DVD-Box und Meditations-CD
Aktueller Sonderpreis: € 69,00 € (D) / € 70,90 (A)

www.my-body-secret.de/kate-hall

Register

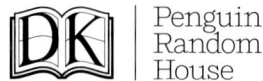

Fotografie Frank Zauritz und Ben Fuchs
Rezeptbilder S. 96, 117, 146 istock.com/
fermate, S. 102 istock.com/nata_vkusidey,
S. 105 istock.com/margouillatphotos, S. 107,
141 (ol) 123rf.com/Nataliya Arzamasova,
S. 108, 141 (or) istock.com/Lecic, S. 110,
136 istock.com/bonchan, S. 112 istock.com/
specnaz-s, S. 113, 143 istock.com/ LauriPat-
terson, S. 114 istock.com/izzzy71, S. 118
istock.com/ALLEKO, S. 120 istock.com/
Maria_lapina, S. 123, 145 istock.com/Ezume-
Images, S. 125, 139 istock.com/Lisovskaya,
S. 126, 142 Dreamstime.com/Bernd Schmidt,
S. 128, 144 istock.com/nata_vkusidey,
S. 129, 147 istock.com/SonjaBK, S. 130,
138 123rf.com/gstockstudio, S. 131, 137
123rf.com/Sergii Koval
Illustrationen Körper S. 14–57 123rf.com/
sudowoodo
Illustrationen Blätterranken S. 5, 59, 81,
97, 103f., 109, 117, 128, 131, 133,
135–140, 142–147, 156 istock.com/Pavel_R

Produktion Inhalt Celebrity Sports
by Detlef Soost
Projektleitung Stephan Strauß und Julia Klopp
Text Desiree Meuthen und Kris Stelljes in
Zusammenarbeit mit Kate Hall
Gestaltung, Typografie, Realisation
Studio Rio, München
Lektorat Anna-Maria Gülicher-Loll

Für den DK Verlag
Programmleitung Monika Schlitzer
Redaktionsleitung Caren Hummel
Projektbetreuung Elena Bruns
Herstellungsleitung Dorothee Whittaker
Herstellungskoordination Arnika Marx
Herstellung Inga Reinke

ISBN 978-3-8310-3520-5

Repro Farbsatz, Neuried/München
Druck und Bindung DZS, Slowenien

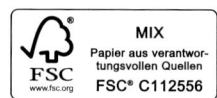

Besuchen Sie uns im Internet
www.dorlingkindersley.de

Hinweis
Die Informationen und Ratschläge in diesem
Buch sind von den Autoren und vom Verlag
sorgfältig erwogen und geprüft, dennoch kann
eine Garantie nicht übernommen werden.
Eine Haftung der Autoren bzw. des Verlags und
seiner Beauftragten für Personen-, Sach- und
Vermögensschäden ist ausgeschlossen.